# パンデミックの政治学

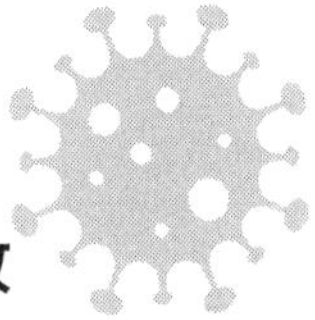

「日本モデル」の失敗

加藤哲郎

花伝社

パンデミックの政治学――「日本モデル」の失敗◆目次

## 6　東京オリンピックはどうなる

## 第二部　2009年パンデミックの体験——発症地メキシコ滞在記

# はじめに　「日本モデルの成功」から憲法改正へ？

２０２０年６月、日本政府が新型コロナウィルス第一波に対する緊急事態宣言を解除し経済社会活動を再開するに当たって、安倍晋三首相（当時、以下同）は、６月18日の首相官邸メールマガジンで、憲法改正が必要なことこそ最大の教訓であった、と述べました。

６月18日（木）

治に居て、乱を忘れず。これこそが、今回の感染症の危機によって示された、最大の教訓ではないでしょうか。

自民党は、憲法改正に向けて、緊急事態条項を含む４つの項目について、すでに改正条文のたたき台をお示ししています。緊急事態への備えとして、わが党の案に様々なご意見があることも承知しています。各党各会派の皆さんのご意見を伺いながら、進化させていきたい。建設的な議論や協議を、自民党は歓迎します。

しかし、国会の憲法審査会における条文案をめぐる議論は、残念ながら、今国会においても、まったく進みませんでした。今、目の前にある課題を、決して先送りすることなく、解決していく。これは、私たち政治家の責任です。

これは、日本の感染対策は諸外国と比べて成功した、政府にもっと憲法上の権限、緊急権があたえられればもっとうまくいった、という中間総括でした。なぜ、世界で当たり前のＰＣＲ検査が抑制され受けられないのか、なぜ首相の記者会見も臨時国会も開かないのか、なぜ誰も使わない「アベノマスク」や第二波にあわせたかのような「Ｇｏ Ｔｏトラベル」キャンペーンに巨額の税金が使われるのか、なぜ軍用機で在日米軍基地に来日する米国軍兵士の移動を日本は検疫できないのか、等々の国民の切実な疑問には、全く答えていません。

本書が問題にするのは、そうした日本政府の新型コロナウィルス感染症への態度、いまなお続く感染者・犠牲者、そして「補償なき自粛・休業」政策で生活基盤を奪われた人々への思いやりと人権感覚の欠如、さらに、国際社会の中での日本の特異な対応です。

８月28日、安倍首相は持病の悪化を理由に、突如辞任を表明しました。後任は、二人三脚で８年近くを歩んできた菅義偉官房長官が務めることになりました。安倍晋三は去っても、「安倍ウィルス」に冒された自民党政治・首相官邸主導政治は続いています。

# 第一部

# 安倍内閣「健康・医療戦略」の蹉跌《さてつ》

# 1　未知との遭遇——パンデミック第一波と日本モデル

## 未知のウィルスの到来

一つの妖怪が、世界を徘徊しています。新型コロナウィルス＝COVID-19という姿の見えない感染症が、地球上の２００以上の国に入り込み、多くの生命を奪っています。日本では第一波が収まったかに見えた２０２０年７月でも、世界での感染は広まっています。欧米先進国の感染爆発を抑えるロックダウン（都市封鎖）が、経済社会活動の回復のために解除され、再びグローバルな交易・交通が広がると、第二波・第三波も避けられないでしょう。

このウィルス自体は、人類にとって未知のものでしたが、細菌やウィルスによる感染症の災禍は、人類史のなかで、幾度も繰り返されてきました。微生物の歴史は40億年、人類史はせいぜい20万年で、人類はウィルスや細菌の宿主となりつつ人獣共通感染症と共存し、地球上の移動を繰り返してきました。

中国武漢に発した新型コロナウィルスの広がりに、ＷＨＯ（世界保健機関）は、２０２０年

3月11日、世界的大流行＝パンデミックを宣言しました。

世界の感染確認者数は、6月末に1000万人を超え、死者数も50万人に達しました。東アジア・大洋州、ヨーロッパ、北アメリカから中南米、南アジア、中東、アフリカへと広がり、勢いは衰えていません。人類史で幾度か繰り返された、人間とウィルスのたたかいから共存への一時代は始まったばかりです。

日本は、隣国中国からの流入で1月16日には感染者が確認され、2月5日からのクルーズ船「ダイヤモンド・プリンセス」号の乗客乗員の感染対策に追われ、ヨーロッパで感染爆発がおこった3月には国内市中感染が大きく広がりました。4月7日に首都圏などに緊急事態宣言、16日に全国に広げ、5月25日の全域解除まで、日本での国内感染確認者数は1万6581人、死亡者数は830人とされています。7月15日現在では、感染認定者2万2890人、死亡者は985人と増えています。

ただし、第一波における人口比での死者数は、感染爆発を起こした欧米大国に比べれば、きわめて小さいものでした。そのため、安倍首相のように「日本モデル」を語ったり、麻生太郎副首相のように「日本の民度」を誇ったりする自己礼賛まで出てきました（6月4日）。でも、そんなに誇ることのできる「成果」なのでしょうか。

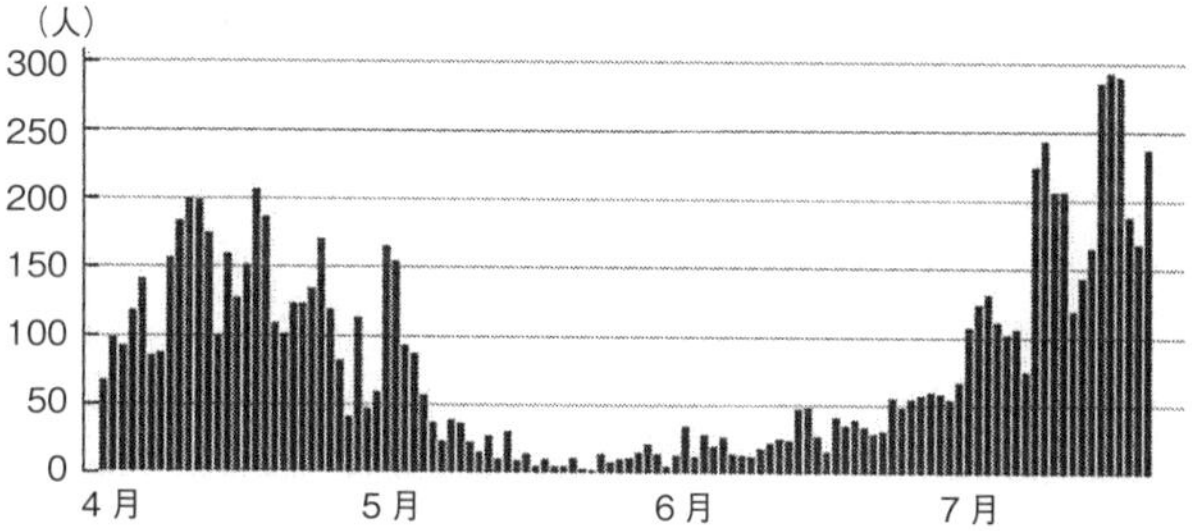


東京都の新規感染者数(都の発表などに基づく)

出典:朝日新聞7月17日

## 東アジアでは最悪の「日本モデルの成功」の虚構

２０２０年5月25日、安倍晋三首相は、4月7日に発令された「緊急事態宣言」(3月14日施行「新型インフルエンザ等対策特別措置法」にもとづく)を全国で解除しました。5月25日夕の記者会見で、新型コロナウィルスについて「日本ならではのやり方で、わずか1カ月半で流行をほぼ収束させることができた。日本モデルの力を示した」「わが国では、人口当たりの感染者数や死亡者数をG7(先進7カ国)の中でも圧倒的に少なく押さえ込むことができています。これまでの私たちの取り組みは、確実に成果を上げており、世界の期待と注目を集めています」と、誇らしげに述べました(サンケイビズ5月25日)。

東京都など大都市のその後の感染者数増加を見ると、まだ本当に「第一波」が収束したかどうかさえ不確かですが(朝日新聞7月17日の上図)、いまだに他国並みのPCR検査をできず、3—4月は院内感染で医療崩壊寸前までゆき、感染対策は後手後手でした。5月に入ると、経済社会活動再開に、前のめりです。東京の場合には、「専門家会議」の追ってきたクラスターよりも大きい、無症状者や軽症者が空気感染を含めて感染を広げる新宿「エピセンター〔感染集積地〕」（児玉龍彦博士）まで語られています。

それでも認定死亡者数が、欧米に比すれば少なくて済んでいる現状を追認し、むしろそれを世界に誇るという、傲慢で奇妙な構図が生まれました。無論、その背景は、膨大な犠牲者を出しながら、欧米大国がロックダウンを緩和して経済社会再建に向かい、治療薬やワクチン開発のグローバル医療ビジネスの競争が始まったこと、何よりも、庶民の生活・文化の耐えうる限界を越えて、ストレスが充満してきたことです。

世界では、７月15日現在、定番となった米国ジョンズ・ホプキンス大学が作成したCOVID-19地図によれば、世界の感染認定者は１３５０万人、国別では米国３５０万人、ブラジル１９６万人、インド96万人、ロシア75万人、ペルー33万人、等と続き、死者は世界58万人、うち米国13万人、ブラジル７万５０００人、英国４万５０００人、等々と毎日増え続けています（https://coronavirus.jhu.edu/map.html）。ブラジル、ペルー、チリほか中南米で猛威をふるい、アフリカの感染も、ある程度統計が信頼できる南アフリカで30万人。インド50万人、パキスタン25万人、イラン26万人、トルコ21万人と、南アジア・中近東でも広がっています。

しかし、感染者・死者数とも最大の感染国アメリカでは毎日犠牲者が増えているのに、トラ

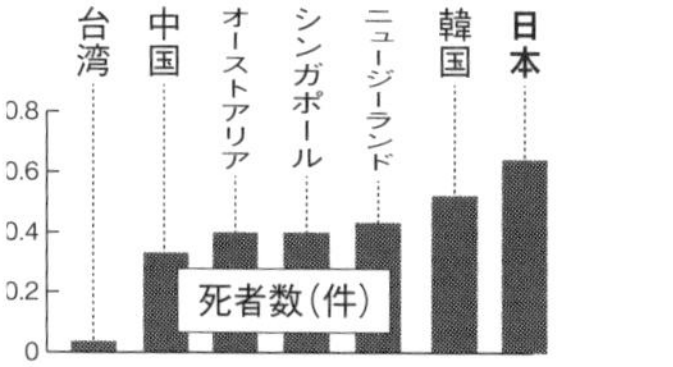


アジア・オセアニアの主な国・地域の
10万人あたりの死者数

出典：朝日新聞5月26日を基に作成
https://www.asahi.com/articles/ASN5V3CQQN5TUHBI00S.html

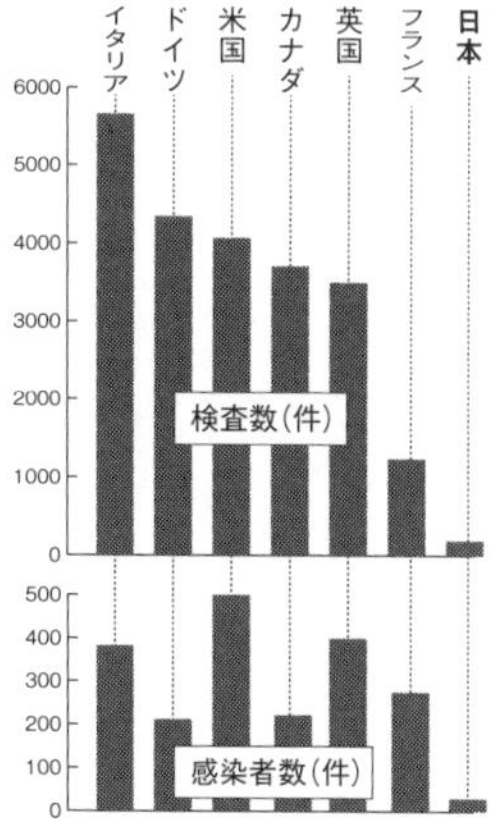


G7の10万人あたりの
検査数と感染者数

ンプ大統領は秋の大統領選再選をにらみ、マスクもつけずに経済再開を優先し、強行しました。同盟国日本も合流して経済再開へと舵をとりました。このことが、ヨーロッパ大国とともに、世界的な第一波中間総括の流れを作り出しました。

アメリカでは、1日7万人の新規感染があっても経済再建優先、日本のＧｏ Ｔｏキャンペーンも、移動を少しでも減らすべき第二波目前にＰＣＲ検査拡大も感染対策も曖昧にしたたま、旅行や飲み会を再開しています。

上図は、朝日新聞5月26日記事「『不可解な謎』欧米メディアが驚く、日本のコロナ対策」に付された図です。

さらに、より詳しいデータの、日本医事新報社5月30日発行「ウェブ医事新報」に菅谷憲夫さんが寄せた記事「日本の新型コロナ対策は成功したと言えるのか――日本の死亡者数はアジアで2番

欧米とアジアの SARS-CoV-2 の感染者数と死亡者数

| | | 感染者数 | 死亡者数 | 致死率（%） | 人口（千人） | 人口10万人当たり感染者 | 人口10万人当たり死亡者 |
|---|---|---|---|---|---|---|---|
| 欧米諸国 | 米国 | 144万3397 | 8万7568 | 6.1 | 329065 | 438.6 | 26.61 |
| | 英国 | 23万8004 | 3万4078 | 14.3 | 67530 | 352.4 | 50.46 |
| | スペイン | 23万183 | 2万7459 | 11.9 | 46737 | 492.5 | 58.75 |
| | イタリア | 22万3885 | 3万1610 | 14.1 | 60550 | 369.8 | 52.20 |
| | フランス | 17万9630 | 2万7532 | 15.3 | 65130 | 275.8 | 42.27 |
| | ドイツ | 17万5233 | 7913 | 4.5 | 83517 | 209.8 | 9.47 |
| | ベルギー | 5万5559 | 9080 | 16.3 | 11539 | 483.1 | 78.96 |
| | オランダ | 4万4341 | 5713 | 12.9 | 17097 | 260.8 | 33.61 |
| | スイス | 3万597 | 1883 | 6.2 | 8591 | 360.0 | 22.15 |
| アジア諸国 | インド | 8万5940 | 2753 | 3.2 | 1366418 | 6.3 | 0.20 |
| | 中国 | 8万4038 | 4637 | 5.5 | 1433784 | 5.9 | 0.32 |
| | パキスタン | 4万2125 | 903 | 2.1 | 216565 | 19.5 | 0.40 |
| | シンガポール | 2万8343 | 22 | 0.1 | 5804 | 488.7 | 0.38 |
| | バングラデシュ | 2万3870 | 349 | 1.5 | 163046 | 14.6 | 0.21 |
| | インドネシア | 1万8010 | 1191 | 6.6 | 270626 | 6.7 | 0.44 |
| | 日本 | 1万6203 | 713 | 4.4 | 126860 | 12.8 | 0.56 |
| | フィリピン | 1万2718 | 831 | 6.5 | 108117 | 11.8 | 0.77 |
| | 韓国 | 1万1037 | 262 | 2.4 | 51225 | 21.5 | 0.51 |
| | タイ | 3025 | 56 | 1.9 | 69626 | 4.3 | 0.08 |
| | 台湾 | 440 | 7 | 1.6 | 23774 | 1.9 | 0.03 |

COVID-19 Dashboard by the Center for Systems Science and Engineering（CSSE）より作成（2020年5月16日）.
一部の国については、5月18日に参照した。
https://www.arcgis.com/apps/opsdashboard/index.html#/bda7594740fd40299423467b48e9ecf6 各国の人口は、https://www.globalnote.jp/post-1555.html を参照した。

出典：日本医事新報社5月30日発行「ウェブ医事新報」

目に多い」の比較表を見てみましょう。それらが明快に示しているように、確かに欧米大国との比較では、桁違いに人口あたり死者数は少ないのですが、それは、発症地中国を含む東アジア・大洋州諸国全体の第一波の特徴です。

その「東アジア型モデル」の中では、日本は、フィリピンとともに、むしろ最悪の国、感染対策の劣等生になります。また中国では、内陸部は感染爆発で多数の犠牲者が出ましたが、上海など沿岸部では、相対的に抑え込まれました。

したがって、感染対策としては、「日本モデル」ではなく、「東アジア型モデル」の有効性こそ、解明されなければなりません。また、同じ東アジアのなかで、日本はなぜ中国や韓国よりも人口あたり死亡数が多いのかが、説明されなければなりません。

BBC日本語版7月5日「なぜ日本では新型コロナウイルスの死者が不思議なほど少ないのか」の表現を借りれば、「日本は賢く行動した。あるいは運が良かった。そのどちらだったのかは、まだ明らかではない」。

## 統計の不備と「超過死亡」の可能性

もう一つ、こうした統計には、落とし穴があります。中国武漢の都市封鎖や韓国宗教団体に発した初期の感染爆発では、PCR検査も受けずに重症化し、治療も受けられずに亡くなったケースがありえます。徹底したPCR検査の体制が整っていなかった段階では、統計上の混乱・不備は避けられません。

他方の日本は、PCR検査の体制が整わないまま、医療関係者の院内感染が広がりました。クラスター対策で手一杯で、PCR検査の対象者を重症者・高齢者のみに絞り込んできたため、WHOの推奨する「検査、検査、検査、そして陽性者の隔離」という常道を採らず、PCR検査数は、世界でも希有な低水準に留まりました。何度申請しても、初期の「武漢・湖北省しばり」、普通のインフルエンザと区別するためという「37度5分以上の発熱が4日以上」という保健所の管轄する「帰国者・接触者外来」の壁に阻まれた「検査難民」が続出し、死後の検査で初めて陽性者だったと判明するケースや、初めから検査をあきらめて孤独死するケースがありました。

厚生労働省の新型コロナウィルス死亡者数統計は、各都道府県から死因が「ウィルス性肺炎」「COVID-19」等と医師が判定した場合のみの集計で、基準が不明確です。死因の判定は医師に任されているため、基礎疾患との合併症等でコロナウィルス感染者として特記されていない者は、入っていないケースがありえます。そこで、インフルエンザ等感染症については、「超過死亡」といって、例年の同時期・同地域の総死亡者数に比して感染期には死亡者数が有意に増えることを検出する手法があります。欧米では、この「超過死亡」データをコロナウィルスの感染対策にも使ってきましたが、日本では、統計の不備とPCR検査の遅れがあり、パンデミック終了後の事後的犠牲者推計に使われそうです。

2020年6月に発表された4月の死亡者数では、緊急事態宣言の特定警戒地域とされた11都道府県で、例年より約1割多い死亡者数が確認されました（日経新聞6月11日）。東京都については、4月の死亡者が過去4年間の平均9052人を12％上回り、1万107人でした。4月の新型コロナ感染による公式死者数は104人でしたが、これによって、それ以外に約1000人が新型コロナによる「超過死亡」であった可能性が示唆されています（ブルームバーグ6月11日）。いずれにしても、PCR検査を抑制した「日本モデル」は、「検査の不足」という点で、国際的な比較及び評価に耐えられません。

麻生副首相が意識している日本人の民度、「清潔好きの国民性」や「マスク文化」、「補償」がなくても「自粛」する同調圧力への順応等は、むしろ「東アジア型モデルの中での日本の失敗」要因と合わせて、論じられるべきです。例えばマスクは以前から、花粉症期の日本ばかりでなく、大気汚染の北京や、民主化運動の香港で、よく見られました。2020年前半期も、台湾・韓国を含め、日本より素早く広汎に使われました。

「欧米型」の最悪は、いうまでもなく「コロナ失政でパニック」（朝日新聞5月30日）となった、トランプ大統領のアメリカです。対中対決、WHO脱退は秋の再選向けパフォーマンスでもありますが、5月末にはロックダウン解除・経済再開を進め、その結果が、スラムに住む貧しいアフリカ系・ヒスパニック系の人々のなかでの感染拡大で、人種問題が爆発しました。6月末にG7をワシントンDCで開き、第一波収束を世界にアピールしようとしましたが、真っ先に出席の手を挙げた日本の安倍首相はともかく、ドイツのメルケル首相らは断り、いったんは9月の国連総会時に、さらには11月米国大統領選後に延期になりました。ちょうど、安倍首相にとっての東京オリンピックのように、「正常化」を示威する政治的イベントの企みは、コロナの感染力に対しては無力です。

## 山中伸弥教授のいう「ファクターX」

もっとも新型ウィルスのパンデミック、欧米型感染爆発・高死亡率と日本の低死亡者数の対比については、ノーベル賞受賞者山中伸弥教授が述べているように、第一波を総括し、第二波・第三波に備えるうえでの、一つの焦点になります。それが、治療薬やワクチン開発のグローバル医薬ビジネスにも通じる可能性があるからです。

山中教授は、自ら創設したウェブ上の「山中伸弥による新型コロナウイルス情報発信」(https://www.covid19-yamanaka.com/cont11/main.html) 等において、「新型コロナウイルスへの対策としては、徹底的な検査に基づく感染者の同定と隔離、そして社会全体の活動縮小の2つがあります」として、欧米諸国は検査・隔離、ロックダウンを厳密に進めたと言います。しかし、日本は「他の国と比べると緩やかでした。ＰＣＲ検査数は少なく、中国や韓国のようにスマートフォンのＧＰＳ機能を用いた感染者の監視を行うこともなく、さらには社会全体の活動自粛も、ロックダウンを行った欧米諸国より緩やかでした。しかし、感染者や死亡者の数は、欧米より少なくて済んでいます。何故でしょうか?」と問います。

山中教授はいいます。「私は、〔引用者注:日本の低い死亡率には〕何か理由があるはずと考えており、それを『ファクターX』と呼んでいます。『ファクターX』を明らかにできれば、今後の対策戦略に活かすことが出来るはずです」として、「ファクターXの候補」を、8つ挙げています。

①クラスター対策班や保健所職員等による献身的なクラスター対策
②マラソンなど大規模イベント休止、休校要請により国民が早期(2月後半)から危機感を共有
③マスク着用や毎日の入浴などの高い衛生意識
④ハグや握手、大声での会話などが少ない生活文化
⑤日本人の遺伝的要因
⑥BCG接種など、何らかの公衆衛生政策の影響
⑦2020年1月までの、何らかのウィルス感染の影響
⑧ウィルスの遺伝子変異の影響

欧米から見れば「奇妙な成功」である「日本モデル」の謎は、山中教授の「ファクターX」

で、ある程度推論可能です。しかし相対的に成功した「東アジア大洋州モデル」の説明としては、③④などの文化的理由は必ずしも一般的ではなく、②の危機感と①の献身的医療努力はむしろ世界共通で、欧米型ロックダウンにも含まれています。

むしろ、②危機感の強弱による初動の素早さが、感染を抑えるポイントでしょう。台湾やニュージーランドの感染抑制には、初動の徹底検査・隔離が決定的でした。発症地である中国や韓国も、一時は感染爆発を起こしたものの、ＰＣＲ検査・隔離を広げて、欧米に比すれば人口比での感染者・死者を低くおさえることができました。中国では武漢・湖北省での感染爆発・都市封鎖の後、全土でとられた厳格な社会活動縮小が、特に上海他沿岸部ではあざやかに、早期の収束に結びつきました。

「欧米型」に比しての、中国沿岸部を含む「東アジア型」の相対的「成功」の説明には、やはり⑤⑥⑦⑧の医学的・遺伝学的検討が必要でしょう。すでに６００万人以上の感染認定者の検査によって、COVID-19の変異を含む膨大な遺伝情報（ゲノム）がみつかって、５万本以上の論文が出ています。

山下えりかさんが図示しているように、医学的研究成果の世界発信でも、日本はミゼラブル（悲惨）です。ＰＣＲ検査が少なかったこともあり、まともな医学的・疫学的知見も出ていないのです。「世界最先端」どころか、安倍内閣が２０１４年に始めた重点政策、「健康・医療戦略」の危機です。

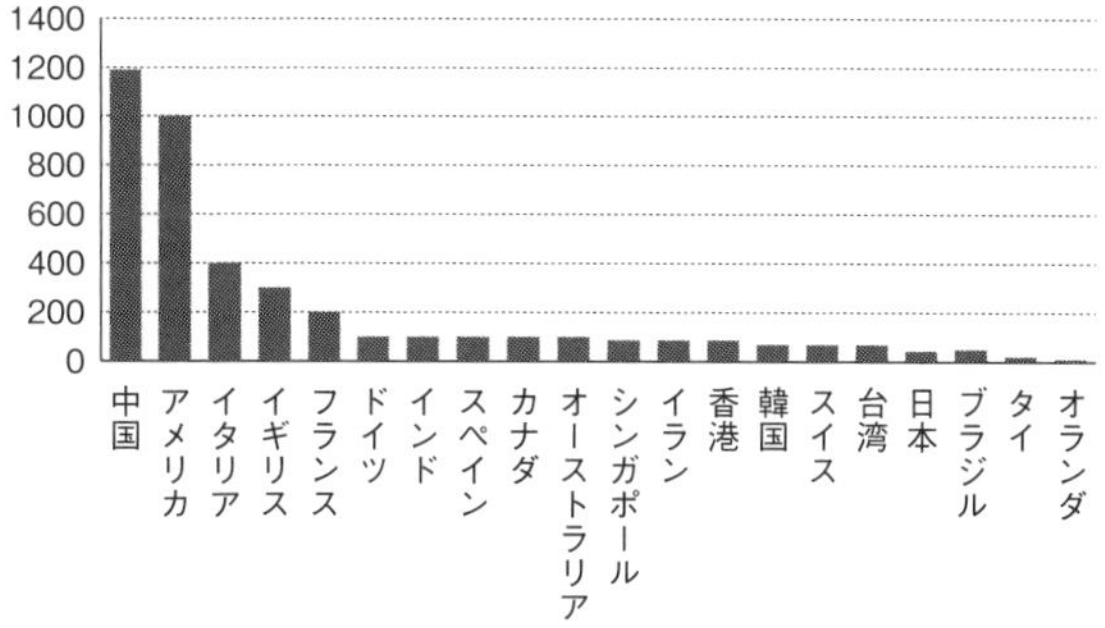


【COVID-19】WHOによる国・地域別論文数

出典：PubMed（米国国立医学図書留）収載、国際連合の人口推計（2020年）
2020年6月3日作成 山下えりか

もっとも、一流専門誌『ランセット』や『New England Journal of Medicine（NEJM）』でも、業績を急いでデータの信憑性が疑わしい論文も出ているようです（毎日新聞7月7日）。コロナウィルスの正体と治療薬・ワクチン開発をめぐる国際競争、情報戦です。

## 第一波の感染対策検証こそ第二波・第三波への備え

遺伝子の変異は数千種類みつかっており、型としては、大きくは中国型・欧州型・米国型（西海岸型・東部型）といわれ、感染力も違うといいます。7つの型があるとも、「東京・埼玉型」が出現したとも言われていますが、このことは、世界的な医師・医学者たちの「中間総括」にまかせましょう。

「日本モデル」との関係では、1月武漢での発症、クルーズ船対応以来の日本の感染症対策、政府・厚生労働省の対応、とりわけ内閣の新型コロナウィルス感染症

「対策本部」、新型コロナウィルス感染症対策「専門家会議」、それに緊急事態宣言を発し解除した「基本的対処方針等諮問委員会」の、それぞれの中間総括が必要とされます。

この点で、安倍首相の誇る「日本モデル」を実質的に動かしたのは、首相の記者会見にまで立ち会った「専門家会議」の医学者・医師たちです。その科学的評価と政策評価が不可欠です。ところが、緊急事態宣言解除後の5月29日の専門家会議「状況分析・提言」をみても、①感染状況、②医療提供体制（療養体制、病床確保等）、③検査体制、のそれぞれの従来からの方針の変化・修正点が述べられるのみで、「第一波」の全体を振り返る視点はみられません。従来のデータ・方針の延長上で、「次なる波に備えた安全・安心のためのビジョン」が策定されています。

そのうえ6月24日には、西村康稔経済再生担当大臣によって「専門家会議」が突然「解散」され、政府「対策本部」のもとで「分科会」が設けられることになりました。「専門家会議」の感染症専門家に経済学者なども加わり「分科会」になりましたが、この転換の重要な意味は、「専門家会議」からの科学者としての状況分析や提言を、厚生省ではなく、官邸官僚の直接指揮下におくことです。感染防止から経済再開へと、明確な舵をきったのです。

全国一斉休校や「アベノマスク」は、首相の思いつきであることがはっきりした「政治主導・官邸主導」ですが、クラスター対策優先のＰＣＲ検査抑制、「37度5分以上の発熱4日以上」のＰＣＲ検査受診の「目安」や、緊急事態宣言発動・解除の根拠となったデータの判断、

「新しい生活様式」の提案等には、明らかに「専門家会議」が重要な役割を果たしました。

ところが、その「専門家会議」の議事録は、首相の思いつきにヒントを与え、首相や大臣、官僚等が新型コロナ対策を決めた政府与党「連絡会議」と同様に、公式政策決定に関わらないため「議事録」を出せない、とされていました。これでは当面の中間総括はもとより、後世の歴史的検証にも耐えられないものとなります。ようやく「専門家会議」メンバー自身が「議事録」公表を認めたところで、6月24日、突然「専門家会議」そのものの「解散」が発表されました。

政府が「専門家会議」を後ろ盾に使ってきた、「ここ1、2週間が瀬戸際」「接触8割削減」「対策ゼロなら40万人死亡」等の予測・提言についても、実際の感染ピークが「緊急事態宣言」以前の3月末から4月1日＝「アベノマスク」が発表されたエイプリル・フールの頃であったことがわかった時点で再検証されるべきですが、「専門家会議」自身によっても、政府によっても、総括されてはいません。当初の第二種感染症指定、クラスター優先の感染対策、PCR検査の抑制、学校一斉休校や緊急事態宣言そのものの有効性も、改めて検証され、反省すべきでしょう。いずれ収束後には、第3者による本格的検証が必要となります。

## 世論にも見放された「日本モデルの成功」

政治には、実行された政策結果の責任と共に、不作為責任もあります。２００９年の新型インフルエンザ時に日本はパンデミックを経験していたにもかかわらず、当時とそっくりの初動の遅れ、海外からの入国制限・隔離のみに偏した市中感染対策の欠如、マスク不足パニック、感染者への偏見と差別が見られました。

それに学んだ当時の「専門家」の提言した感染症対策、パンデミックに備えた医療器材と人材の備蓄は、守られませんでした。医療機関もベッド数も保健所も削減され、国立感染症研究所の予算も人員も縮減されていました。新自由主義経済政策＝アベノミクスの仕業です。本書ではそれを政府の「健康・医療戦略」から読み解きます。

世論調査でも、「日本モデルの成功」とは、評価されていません。２０２０年7月の対面調査方式での時事通信世論調査は、①新型コロナウィルス感染拡大をめぐる政府の取り組みについては「評価しない」が46・0％で、「評価する」の33・1％を上回った。②政府は6月に都道府県をまたぐ移動自粛要請を解除した。この判断について尋ねたところ、「早すぎる」が52・5％と半数を超えた。7月に入って東京都を中心に感染が再拡大していることが背景にあるとみられる。「適切だ」は37・7％、「遅すぎる」は4・0％。無論、河合元法相逮捕など他の要因もからむが、③安倍内閣の支持率は35・1％、不支持率は46・2％だった。不支持が支持を逆転したのは3カ月連続、でした。

そのうえ④政党支持率では自民党が大きく下がり、野党も軒なみ支持率を下げ、政党支持なし層が40％から60％へと最大多数になりました（時事ドットコム7月17日）。

政党支持率の推移

(%)

| | 7月 | 6月 | 5月 | | 7月 | 6月 | 5月 |
|---|---|---|---|---|---|---|---|
| 自民党 | 26.0 | 33.9 | 30.9 | 共産党 | 1.3 | 2.2 | 3.4 |
| 立憲民主党 | 3.3 | 7.2 | 6.6 | 社民党 | 0.2 | 1.1 | 0.9 |
| 国民民主 | 0.6 | 1.2 | 1.2 | れいわ新選組 | 0.7 | 1.5 | 1.5 |
| 公明党 | 2.8 | 4.3 | 4.0 | NHKから国民を守る党 | 0.2 | 0.4 | 0.6 |
| 日本維新の会 | 2.2 | 5.9 | 7.7 | 支持なし | 60.5 | 40.8 | 42.0 |

出典：時事ドットコム7月17日（5～6月は郵送方式、7月は対面調査で実施）

本書では、自民・公明政権から民主党中心政権へと転換した２００９年の新型インフルエンザのパンデミックと、２０２０年新型コロナウィルス禍を折りに触れて比較しますが、２０２０年パンデミック第一波の政治的特徴は、日本では羅針盤を失い、国民が恐怖と不安から逃れることができず、政治と政治家全体が不信と諦観に覆われていることでした。

学校休校中にオンデマンド授業を受けられた児童・生徒は数％にすぎず、ＩＴ機器はととのっていませんでした。きわめつけは、毎日ＷＨＯにも報告される感染者数のデータの信憑性です。ＰＣＲ検査数も陽性率も発表されず、なぜなのかと思っていたら、なんと、全国統計自体が整っておらず、保健所から都道府県に手書きのファクスで、それも時間差で送られていたため、二重集計や発症日特定の間違いで、何度も訂正される始末でした（読売新聞5月22日）。7月に入っても、5月に作った新型コロナウィルス情報管理システム「HER-SYS（ハーシス）」が機能せず、東京都や大阪府の感染者情報は、保健所からファクスで送られ全国集計されていました（毎日新聞7月5日）。

なによりも、年初の安倍内閣の政治日程の目玉であった、中国習近平国家主席の国賓としての来日・天皇会見の予定と中国渡航禁止・入国時検疫の関係、夏に予定されていた東京オリンピック延期決定直後に始まる小池東京都知事の「都市封鎖」の脅迫、安倍首相の緊急事態宣言が、当時の「専門家」の科学的助言ないし忖度、国立感染症研究所―地方衛生研究所―保健所ラインの感染統計作成・検査体制、医療現場の臨床体制・器材不足・人員配置・院内感染の程度、政府の感染防止財政投入、「補償なき自粛要請」とどのような関係があったのか、総じて安倍首相・官邸主導のコロナ危機認識、後手後手・無為無策の感染対策、経済政策優先の政治、政治家の私利私欲、社会的弱者へのまなざしの欠如等の諸側面が、顧みられる必要があります。

こうした検討と反省抜きの「日本モデル」礼賛は、いっそう世界から、データ隠しの疑惑と不信を、招くことになるでしょう。本書では、こうした問題を、とりわけ日本の第一波に即して、論じていきます。

# 2　感染源をめぐる米中情報戦とＷＨＯ

## パンデミック政治の３要素――２００９年とよく似た２０２０年

私は、今回２０２０年の新型コロナウィルス（COVID-19）の問題を、２００３年のＳＡＲＳ（重症急性呼吸器症候群）流行よりも、２００９年のメキシコに発した新型インフルエンザ（Ｈ１Ｎ１、豚インフル）の流行と比較したいと思います。

一つは、ＳＡＲＳの段階と比べ、中国の国際社会の中での意味と役割が、リーマン・ショック後に飛躍的に大きくなっており、したがって、飛行機や鉄道・バスの交通、ビジネス・観光客を含む人的交流が、新しい段階に入っているからです。アメリカもヨーロッパも日本・韓国・東南アジアも、金融・物流・情報と共に、「世界の工場」であるとともに巨大市場でもある、中国の人々とのつながりが不可避になっています。

もう一つは、２００９年４月12日にメキシコで見つかり、４月24日にはＷＨＯの緊急事態宣言が出され、６月にＷＨＯがパンデミック宣言を発した新型インフルエンザのケースと、２０

20年1―6月の進行が、よく似ているからです。2009年新型インフルエンザは、214の国・地域で爆発的に流行し、2011年まで患者推計2000万人・死者1万8097人に及びました。日本でも、当初はメキシコ帰国者封じ込め・検疫がありましたが、5月には関西の高校生から国内ヒト―ヒト感染がわかり、文字通りの大流行で、200人以上が亡くなりました。2020年の新型コロナウィルスに比すれば感染者数や死者数のスケールは小さいですが、世界と日本を初動期に「恐怖と不安」に追いやった度合いは同じで、多くの教訓が含まれています。

実は私自身、2009年は3月から5月までメキシコ大学院大学で客員講義中でしたが、外務省・日本大使館の勧告で、講義途中で緊急帰国しました。空港で厳しい検疫を受け、以後10日間は、保健所監視付の自宅待機を体験しました。それからも、政治学者として、パンデミックを注視してきました。ちょうど麻生内閣から鳩山内閣、つまり自公政権から民主党政権への交代期で、その詳しい経緯は、後に個人ホームページ「ネチズンカレッジ」に「パンデミックの政治学」と名付けて日記風に連載しました。それを時系列でまとめたのが本書第二部で、要約版は英語・スペイン語の論文でも公表しています。

それを読み直すと、日本に帰国し、ようやく空港での検疫から解放され、メキシコにはなかった立派なマスクや水銀式ではなく電子式の体温計を手に入れ、毎日自室で検温していたのに、成田空港検疫事務所から厚生労働省・東京都経由、地元の保健所へ連絡が入ったのは、帰国後4日もかかっていました。保健所の電話での隔離確認・検診もおざなりで、検温記録は心覚えに終わった記憶など、時の麻生内閣の初動段階での不手際を、いまいましく想い出します。本書第二部で詳述しますが、ここでは当時の参与観察から導き、2020年の世界と日本を考えるためにも役立つであろう、三つほどの教訓を、あらかじめ記しておきます。

「パンデミックの政治」の第一は、世界保健機関（WHO）の役割と意味です。WHOの「緊急事態宣言」が世界に警鐘を鳴らし、フェーズが上がる毎に、人々の衛生・安全意識を高めることは事実です。しかし、医学・医療専門家の国際提携はともかく、それは、世界の政治経済を動かすものではなく、むしろ、既存の国際関係によって動かされるものです。2020年の今回も、3月11日のパンデミック宣言までのWHOは、「人の移動や貿易を制限するものではない」とわざわざ断っていました。これは、世界政治経済における中国の役割、米中関係を考えてのものです。2009年の場合も、米国とメキシコの自由貿易協定（NAFTA）があるために、なかなか「緊急事態宣言」にいたりませんでした。アメリカ人感染者から死者が出たために、ようやくWHOが動いた、とメキシコではささやかれたものです。

第二は、ワクチンや特効薬がなく、感染流行地の住居や食糧、衛生環境が異なる状況下では、検疫・隔離・治療・防疫にとっては各国の政府と医療保健システムが決定的で、感染・流行の程度を左右するということです。先進国の場合は、自国人保護の特別機をチャーターしたり、高度な医療・防疫チームを組織することが、相対的に容易です。それでも初動の対策は、後手後手であることがほとんどで、容易には収束しません。経済的・軍事的国力が弱い国ほど、多くの感染者・死亡者を出す傾向があります。2009年の新型インフルエンザは、実は、メキシコでもアメリカ資本の養豚場が発生源とされ、ウィルスはアメリカから持ち込まれた可能性大でした。アメリカは、その風評被害を嫌って、当時「豚インフルエンザ（swine flu）」と言われていたものを、わざわざ「新型インフルエンザ」と呼称まで変えました。もっともそれに従ったのは、メキシコと日本だけだ、などとも評されました。

第三に、パンデミックは、世界的にも国内でも、貧困と格差の問題をくっきりと映し出します。2009年のメキシコでは、現地の白人、混血メスティーソ、原住民インディオのあいだで、感染率・死亡率が大きく異なりました。白人は、早々とアメリカやスペインに逃げるか、豪邸に閉じこもり、マスクも買えない都市貧民インディオが、最大の犠牲者でした。今回は春節の武漢で、1100万人中500万人は爆発的感染前に北京・上海や外国に抜けだしたといいます。どんな階層の人々でしょうか。規模が大きくなると、弱者への被害偏在が現れます。その典型が2020年の最大感染国アメリカで、人種差別とも結びつき、秋の大統領選挙をも揺るがす勢いです。

## 藤原辰史さんのネットロア「パンデミックを生きる指針」

新型コロナウィルス第一波の日本で、一つのフォークロアが、静かにインターネット上で広がりました。京都大学人文科学研究所・農業史の藤原辰史さんの手に成る「パンデミックを生きる指針──歴史研究のアプローチ」というエッセイです。2020年4月2日に岩波新書編集部の「岩波新書B面」ホームページに掲載され、ダウンロード可能なネットロア（インターネット上のフォークロア）となりました。私のところにも、発表1週間で3人の友人から転送されてきました。100年前のスペイン風邪の事例を振り返りつつ、「1　起こりうる事態を冷徹に考える、2　国家に希望を託せるか、3　家庭に希望を託せるか、4　スペイン風邪と新型コロナウィルス、5　スペイン風邪の教訓、6　クリオの審判」と構成された、心を打つ一文です。

ちょうど21世紀初めの米国9・11同時テロの際に、「100人の地球村」という詩が広がりました。インターネットを通じて世界に広がり、ネットロアと呼ばれました（のちにマガジンハウス刊行で書籍化、2001年）。

「現在の人類統計比率をきちんと盛り込んで、全世界を100人の村に縮小するとどうなるでしょう。その村には──

57人のアジア人
21人のヨーロッパ人

14人の南北アメリカ人
8人のアフリカ人がいます

52人が女性です
48人が男性です

70人が有色人種で
30人が白人
70人がキリスト教以外の人で
30人がキリスト教

89人が異性愛者で
11人が同性愛者

6人が全世界の富の59％を所有し、その6人ともがアメリカ国籍です」

こんな調子で、眼前の混乱した世界を理性的に理解しようと、メールで次々と転送され、読まれました。

藤原辰史さんの「パンデミックを生きる指針」は、詩ではなく論文調ですが、20分ほどで読むことができ、ネットロアとして広がったようです（京都新聞4月10日、朝日新聞4月26日）。特にオンデマンド授業で、学生たちに読ませたい文章です。冒頭のみ、やや長く引いておきましょう。


「人間という頭でっかちな動物は、目の前の輪郭のはっきりした危機よりも、遠くの輪郭のぼやけた希望にすがりたくなる癖がある。だから、自分はきっとウイルスに感染しない、自分はそれによって死なない、職場や学校は閉鎖しない、あの国の致死率はこの国ではありえない、と多くの人たちが楽観しがちである。私もまた、その傾向を持つ人間のひとりである。甚大な危機に接して、ほぼすべての人びとが思考の限界に突き当たる。

だから、楽観主義に依りすがり現実から逃避してしまう——日本は感染者と死亡者が少ない。日本は医療が発達している。子どもや若い人はかかりにくい。1、2週間が拡大か制圧かの境目だ。2週間後が瀬戸際だ。3週間後が分水嶺だ。一年もあれば五輪開催は大丈夫だ。100人に4人の中には入らないだろう。そう思いたくなっても不思議ではない。

希望はいつしか根拠のない確信と成り果てる。第一次世界大戦は1914年の夏に始まり1918年の秋まで続いたが、開戦時にドイツ皇帝ヴィルヘルム二世はクリスマスまでには終わると国民に約束した。第二次世界大戦では、日本の勝利に終わると大本営は国民に繰り返し語っていた。このような為政者の楽観と空威張りを、マスコミが垂れ流し、政府に反対してきた人たちでさえ、かなりの割合で信じていたことは、歴史の冷酷な事実である。」（https://www.iwanamishinsho80.com/post/pandemic）

## インフォデミックに対処するために

藤原辰史さんのいう「事態を冷徹に考える」うえで、私には「専門家」の力と知恵が不可欠でした。

iPS細胞の開発で、2012年のノーベル生理学・医学賞を受賞した山中伸弥京大教授は、前述したように新型コロナウイルスについての膨大な情報を整理し、対処の仕方を見出すために、「山中伸弥による新型コロナウイルス情報発信」をウェブ上に開設しました。そこには、最新医学情報ばかりでなく、「証拠（エビデンス）の強さによる情報分類」のページ（https://www.covid19-yamanaka.com/cont7/main.html）があって、きわめて有意義でした。

私は社会科学者ですが、政府の「専門家会議」のPCR検査抑制や、感染者・死亡者数の実態把握には大いに疑問を感じ、満足できませんでした。2020年前半の私の医学・医療情報収集は、山中教授のサイトの他、上昌広医師らMRIC（医療ガバナンス学会）の最新世界状況報告と医療現場の皆さんの声、それに、経済学者金子勝さんと組んだ東大先端科学技術センター・児玉龍彦さんの YouTube「デモクラシー・タイムズ」動画の中でのわかりやすい医学的分析が、最も頼りになるものでした。

それは、基礎疾患を持つ高齢者として、日本政府や「専門家会議」の情報では「恐怖と不安」が払拭できなかったばかりでなく、政治学者として、問題の人類史的な意味を感じ取り、国際機関WHOのあり方にも大きな問題を見出したからでした。図書館も利用できなくなったので、山本太郎『感染症と文明』(岩波新書2011年)、石弘之『感染症の世界史』(角川ソフィア文庫2018年)などで基礎知識を得た上で、MRICや佐久総合病院色平哲郎医師のメールマガジン、データの充実した「東洋経済オンライン」、有料ですが有益な国際情報サイト「Foresight」なども参考にして、眼前の動きを理解しようと努めました。実際、2020年前半のパンデミック第一波は、さまざまな政治的思惑と隠蔽、虚実まじえた情報が渦巻き拡散する情報戦、世界的インフォデミック(情報爆発)の一局面でした。

## 感染源をめぐる米中情報戦とトランプ大統領の思惑

現代は危険社会です。多くは産業革命以来の人間の傲慢が、動植物や自然生態系とのバランスをくずし、地球的規模での危機管理を求めています。核戦争や気候変動が典型的ですが、新型ウィルスなど感染症もその一つです。

ウィルスには、国籍も国境もありません。確かなことは、気候変動・環境生態系の変化とグローバル経済が、新たなウィルス出現を加速していることです。

その正体は、いまだにわかっていません。潜伏期間とか無症状感染とか、ワクチン・治療薬がないといった感染症の特徴ばかりではなく、今日COVID-19とされるウィルスがいったいどこから来たかのかをめぐって、初めて感染が確認された中国と、あっという間に世界一の感染国となったアメリカとの間で、より正確には、中国共産党の独裁者習近平と、アメリカ第一主義で次々と国際秩序を壊してきたトランプ大統領の間で論争が起こっています。

トランプは、COVID-19を当初「武漢ウィルス」、次いで「チャイナ・ウィルス」と名付けて、発症国中国の責任を追及し、世界への影響力をおとしめようとしています。中国の側は、米軍生物兵器の疑いをも、ほのめかしています。

秋の大統領選向けとはいえ、トランプは「チャイナ・ウィルス」というネーミングで、「パールハーバー」を想起させ（彼にとっては、日本も中国も韓国も「イエロー」です）、「戦争」に立ち向かおうとしています。世界恐慌をニューディールで乗り切ったF・ルーズベルト大統領のような知性も計画性もありませんが、「アメリカ・ファースト」であやかろうとしています。

世界各国で、第一波の大波がややおだやかになった段階で、2020年1月から5月までの、より正確には、中国・武漢でヒト―ヒト感染が現れた昨年末から半年間の、中間的総括が出てきています。学術的には、米中のホットな情報戦の焦点である発生源の問題、特に武漢ウィル

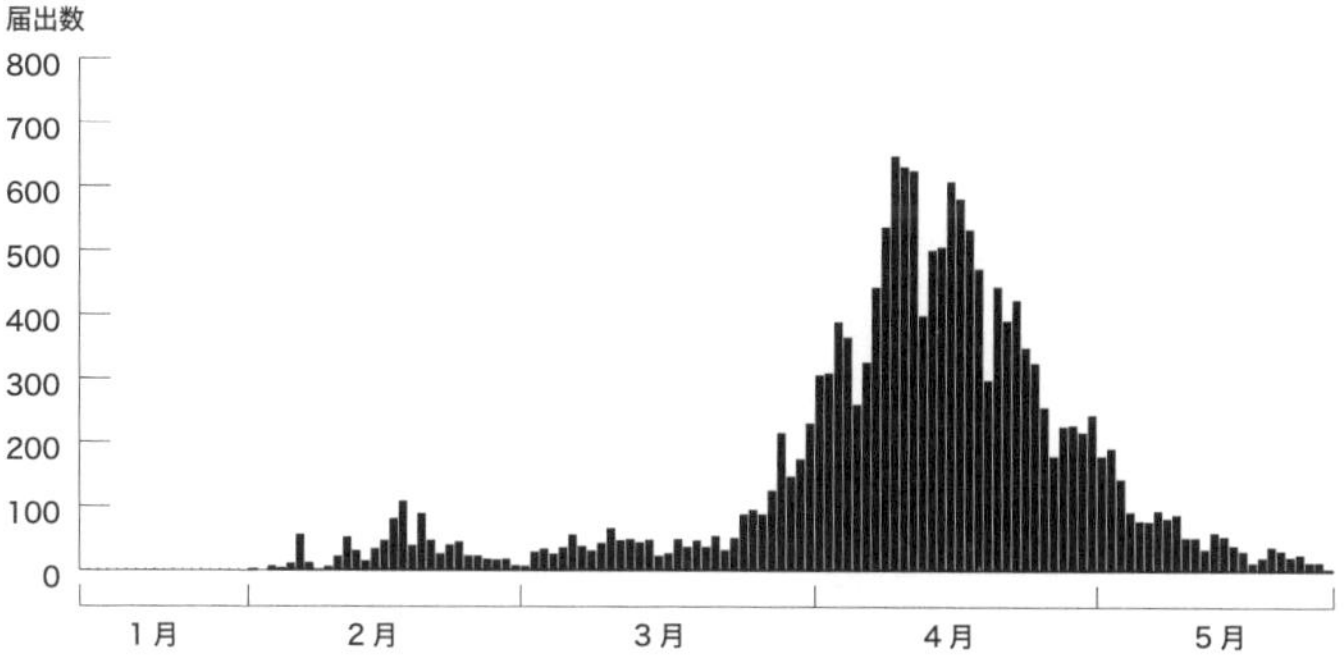


2020年1月～5月までの日本における発病者の推移

出典：国立感染症研究所 IDWR2020年第21号

ス研究所からの流出説の問題があります。ウィルスの遺伝子配列も、初期の中国での蔓延と、欧米での感染爆発ではやや異なり、欧米の方が感染力が強まっているといわれます。中国側の感染源追跡も諸説が有り、当初の武漢の海鮮市場からの動物感染説は否定され、2019年11月にはヒト―ヒト感染が始まっていたとも言われます。12月8日発病説や12月11日50代女性説もあります（朝日新聞7月1日・4日）。WHOは、7月に改めて正式の病源調査団を送るとしていますが、いまだ、藪の中です。

この問題については、友人の矢吹晋さんが、『コロナ後の世界は中国一強か』という最新の分析と解説を、本書と同じ花伝社から7月末に出したので、詳しくはそれを参照してください。

## 世界保健機関（WHO）の役割と意味

世界保健機関（WHO：World Health Organization）は、健康・生存権を人権の一つととらえ、「全ての人々が可能な最高の健康水準に到達すること」を目的として設立された、国際連合（国連）の専門機関です。１９４８年に設立され、本部をジュネーヴにおき、１９４か国が加盟して、保健分野の専門家である34人のメンバーで執行理事会が構成されています。１月30日に、各国の専門家や保健当局担当者による緊急委員会を開催し、新型コロナウィルスに関連した感染拡大について、「国際的に懸念される公衆衛生上の緊急事態（ＰＨＥＩＣ：Public Health Emergency of International Concern）に該当する」として、新型コロナウィルスの感染による肺炎の広がりを「緊急事態」と宣言しました。

新型コロナウィルスによる肺炎（COVID-19）は、２０１９年末に、中国の１１００万大都市武漢市で見つかりました。ＷＨＯ中国事務所への報告があったのは２０１９年12月31日、２０２０年１月７日に新型コロナウィルス（novel coronavirus: nCoV）と同定しました。ＷＨＯは、中国の国家衛生健康委員会（中国の保健衛生当局）から２０２０年１月11日と12日に、アウトブレイクに関する詳細情報を受け取りました（厚生労働省検疫所、https://www.forth.go.jp/topics/2020011201520.html）。

実は、すでに２０１９年12月末には武漢の医師たちの中で原因不明の肺炎が話題になっていましたが、当初はその情報流布が地方政府により禁じられ、むしろ医師たちの方が罰せられました。武漢は、中国中部湖北省の省都であり、中国全土の中でも重要な交通の要地でした。工業都市としては、外資を優遇する「開発区」があり、自動車関係など製造業やハイテク産業が集積していました。その地で新型ウィルスが見つかり広がったのが、ちょうど中国の旧正月春節の大移動の時期で、中国全土に広がりました。

その後、ヒトとヒトの感染、潜伏期間中の感染、無症状感染も分かってきました。WHOが正式にウィルス単体の名称をSARS-CoV-2と名付けたのが2月19日、そこから世界中に広がり、国境を越えました。特に3月に入ると、イタリアからヨーロッパ全域、さらにはアメリカにも感染爆発がおこり、発症地ながら政府が強制隔離・都市封鎖を進める中国の規模をこえました。3月11日に、WHOは「パンデミック（世界的大流行）」を宣言しました。

今回の感染症は、2002—03年のSARS（重症急性呼吸器症候群）の流行と、よく比較されます。いずれも中国発だからです。SARSは2002年11月に中国広東省で見つかりましたが、中国政府はその症例・感染を隠蔽して初動対策が遅れ、本格的には2003年2月にWHOに報告されてから世界的問題になりました。世界30か国に広がり、8422人が感染、916人が死亡とされています。WHOが終息宣言を出したのは、2003年7月、第一例発症から8か月かかりました。

SARSの教訓もあって、2020年の新型コロナウィルスには、中国政府は数週間で対応し、武漢市の交通封鎖と全国からの医療関係者動員・医療資源集中など、思い切った封じ込め対策を実行しています。もちろん地方政府の初動の混乱もあり、現地の感染者・住民の苦難、それに医師や看護師の苦労は大変なものでした。感染規模は、すぐにSARSを上回り、武漢市以外の感染者が急激に増えて、世界的な問題になりました。

## WHO脱退を決定したトランプのアメリカ第一主義

もともとWHOによれば、2月は「パンデミックへの備え」が呼びかけられ（BBC日本語版2月25日）、「リスクが非常に高い」と言っていた段階で（NHK2月29日）、「パンデミック宣言」を出していませんでした。しかし、米食品医薬品局（FDA）高官が「パンデミックの瀬戸際」といいだし、カリフォルニアで経路不明の感染者＝「市中感染」が現れ、トランプ大統領も緊急記者会見で「2、3の国の入国禁止」にまで言及しました（2月28日）。

3月早々には世界はパンデミックの様相を呈していました。なにしろ「世界の工場」中国での生産がストップし、交易が止まりました。ウォール街の株価が暴落して、世界経済はリーマン・ショック以来の危機に陥ります。

2009年の新型インフルエンザ当時も、当初は「貿易・渡航制限は不要」といっていたWHOが「パンデミック宣言」を出したのは、アメリカ国内で死者が出た直後でした。つまり、WHOなりに、世界経済と貿易に大きな影響をもつ「パンデミック宣言」を控えてきたのです。

それは、今回も同じです。ただし今回は中国で発生し、中国の役割はこの10年ではるかに大きくなっていました。ですからパンデミック宣言の遅れは、世界経済の2大巨人、アメリカと中国への配慮でした。国連の一機関として、発症国中国の早期の都市封鎖、徹底検査・隔離による感染爆発鎮静化を支持し、最大感染国アメリカの感染政策にも助言しつつ、中南米・南アジア・中東・アフリカへの蔓延を抑え込むのが役割でした。

しかし、WHO事務局長のテドロス・アダノムがエチオピアの元外相で、エチオピアが中国と関係が深いことから、トランプ大統領によれば、WHOの発症源探索が中国政府への配慮で妨害され、対応全体が中国に甘いと解釈されます。

そこでトランプは、WHOへの最大の基金拠出国でありながら、WHOは中国寄りだと決めつけ、WHOへの資金凍結、組織的脱退を主張するようになりました。7月6日には、1年後の2021年7月6日にWHOから脱退すると、正式に国連に通告しました。イラン核合意破棄やユネスコ脱退と同じ、国連離れの「アメリカ・ファースト」です。中国側もそれに対抗し、もともと武漢のウィルスもアメリカが持ち込んだのではないかとまで反撃する情報戦になりました。

その焦点の一つが、WHOにおける台湾の扱いで、台湾のコロナ対策は東アジアでも素早く機動的な対応で、AIを駆使したマスクの配布（Eマスク）など「台湾モデル」となりました。それが有効で感染を最小限に食い止めたにもかかわらず、アメリカの主張するWHO総会へのオブザーバー参加は、中国の反対で実現できなくなりました。

トランプ大統領の国内矛盾の対外政策への転嫁と人種問題での困難、習近平の「一帯一路」政策が、香港の「一国二制度」維持民主化運動への弾圧・国家安全法適用や台湾独立論への抑圧と連なる国際政治です。ＷＨＯも、米中の21世紀覇権競争に巻き込まれました。グローバルな感染縮減、治療薬とワクチン開発にも、この対立は大きく影響します。

トランプは、ＷＨＯに代わる国際保健機関を構想しているともいわれますが、こうした問題はすべて、２０２０年11月の米国大統領選挙の結果次第です。

## グローバルな格差の拡大と一国中心主義

もっともＷＨＯは、国連の国際機関であり、米中両国の覇権のみで動くものではありません。国連広報センターによれば、「国連システムの中にあって保健について指示を与え、調整する機関である。ＷＨＯは、グローバルな保健問題についてリーダーシップを発揮し、健康に関する研究課題を作成し、規範や基準を設定する。また、証拠に基づく政策選択肢を明確にし、加盟国へ技術的支援を行い、健康志向を監視、評価する。その政策決定機関は世界保健総会で、毎年開かれ、１９４全加盟国の代表が出席」している。（https://www.unic.or.jp/info/un/unsystem/specialized_agencies/WHO/）

ですからＷＨＯテドロス事務局長は、４月１日（第一部５で扱う「アベノマスク」発表の日！）に、特にアフリカや中南米などへの打撃を懸念し、「社会、経済、政治の面で深刻な影響を及ぼす可能性がある」と警告を発し、国連貿易開発会議（ＵＮＣＴＡＤ）に途上国支援２７０兆円を要請しました（日本経済新聞４月２日）。

しかし、6月19日には、まだテドロス事務局長が「世界は新たな、危険な局面に入っている」「パンデミックが加速するときに一番苦しむのは弱者だ」と強調し、20日が「世界難民の日」であることにちなんで、フィリッポ・グランディ国連難民高等弁務官を会見に招き、難民キャンプなどでの感染予防に「我々皆が力を尽くす責任がある」などと述べている状態でした（朝日新聞6月20日）。

まさにこの世界的・社会的弱者の苦難への対処こそ、パンデミックの政治的課題です。

例えばシンガポールは、当初は台湾や韓国と同じ「東アジア型」の抑えこみができたと見られていましたが、4月下旬から、人口580万人中100万人の出稼ぎ外国人労働者、特に建設労働者30万人の中で、感染爆発がおきました。建設現場の集団宿舎（ドミトリー）の中での感染ですから、一日4万人のPCR検査で食い止めようとしましたが、たちまち「東南アジアで最悪」になりました（Newsweek 日本版4月27日）。

シンガポールは、4月7日―6月1日の部分的ロックダウン「サーキットブレーカー」で、職場やモスクを閉鎖、PCR検査を徹底して専門病院に感染者を隔離、累計感染者3万5292人中3万3027人を占めたドミトリー在住の外国人労働者にも手当して、死者は24人に食い止めました（JETRO地域分析レポート6月12日）。

### ニューヨークに見られた人種別・職業別感染度・死亡率

世界一の感染国のそのまた中心、ニューヨーク市では、人口（860万人）は白人が32％と一番多く、次にヒスパニック系29％、黒人22％、アジア系14％ですが、4月段階で死者はヒスパニック系が34％と一番多く、次に黒人28％、白人が27％、アジア系7％という結果でした。明らかに感染被害の人種的偏りがある、と報じられました（安部かずみ「米・人種別で異なる新型コロナ関連の死者数」Yahoo!ニュース4月9日）。

ルイジアナ州立大学社会学部長、米国在住の賀茂美則さんの「新型コロナは弱者を狙う」（時事ドットコム6月5日）は、問題をクリアーにしています。

賀茂さんが集めたニューヨーク市の6月初旬データによれば、「人口10万人当たりの死亡者数は、白人45・2人であるのに対し、黒人は92・3人と2倍を超え、ヒスパニック系も74・3人と多い（ちなみにアジア系は34・5人）」ものでした。ただし、「ヒスパニック系は人種的には白人やネイティブアメリカン（人種的にはアジア系とほぼ同じ）、もしくはその混血が多いので、生物学的な差異が新型コロナの感染率やそれによる死亡率における人種、民族間の差異を説明できるとは思えない」といいます。

そこで注目したのは、アメリカでの職業と人種の結びつきでした。「テレワーク（自宅勤務）ができる仕事とできない仕事がある……人事、総務、経理などの事務職、場合によっては営業職もテレワークでできないことはない」、これに比べて「モノ」が動く産業、「例えば食料品に代表される小売業や外食業などのサービス業、さらに建設業や自動車修理業などに代表される現業はテレワークができない。お店で働く、品物を配達する、工事に携わる、工場で働く、このどれにしても『外に出て』『人に会う』必要がある。つまり、ウイルスに感染する危険性が高い」。そこで見出したのは、「米国各地で新型コロナの感染率に人種、民族的な差があることの大きな理由は、黒人やヒスパニック系などのマイノリティーには現業系の産業に従事する人たちの割合が高いこと」でした。

## 日本では非正規不安定就業者、外国人労働者・留学生にしわよせ

日本でも同様です。日本の第一波は、入り口のPCR検査数が少なく、感染度について国際比較可能な段階にありませんが、中途半端な緊急事態宣言とその自粛要請・緩和のなかで、在宅勤務・テレワークが可能で仕事も確保できる大企業正社員労働者と、仕事やアルバイトを失い、明日の食事や家賃で困窮する不安定労働者・学生・シングルマザー、補償もほとんどなく倒産寸前の中小零細企業・個人事業者などの苦境に、格差がはっきりと表れています。一斉休校からの授業再開では、自宅自粛中のこどもたちのIT環境の違いが、学力や学習進度の違いにつながらないか、危惧されています。

何よりも、外国人労働者がまっさきに仕事を失い、大学生への奨学支援でも、外国人留学生差別が日本政府により行われています。ニッセイ基礎研究所の鈴木智也研究員のレポート「感

染拡大で外国人就労政策はどうなるか？――コロナ危機で顕在化した課題」（6月11日）が、簡潔ですが、よく描いています。

「新型コロナウイルスによる雇用情勢の悪化が、非正規で働く外国人を直撃している。製造業を筆頭に働き先が豊富な中部地方は外国人労働者が多く集まるが、仕事を失うケースが相次ぎ、日本語に不慣れなことから再就職や公的給付の手続きでも苦労しがちだ。

戦後最長の景気拡大が続いた日本では、人手不足を補う外国人労働者への期待が高まっていた。日本で働く外国人労働者は、2013年以降7年連続して過去最高を更新し、構成もベトナムやネパール出身者が増加するなど多様化していた。しかし、今回のコロナ危機で『瞬間蒸発』とも言える需要の急減が発生し、雇用環境は急激に悪化している。」

外国人労働者の「瞬間蒸発」は、根拠となるデータと事例がいまひとつはっきりしませんが、3つの問題が作用している、といいます。

「外国人労働者は、コロナ危機による影響を大きく受けやすい3つの特徴がある。1つ目は、都心に集中する傾向にあることだ。コロナ危機は都市型の問題であり、移動制限などの影響を受けやすい。2つ目は、就業先の産業に偏りがあることだ。コロナ危機は、宿泊業や飲食サービス業などに大きな影響を及ぼしているが、その産業は外国人が多く流入した産業に重なる部分が大きい。３つ目は、雇用の受け皿となる企業についてだ。日本は、企業数で見ると９割以上が中小企業であるが、中小企業は危機への耐性が脆弱な部分があり、そこで就業する外国人労働者は相対的に影響を受けやすい。さらに、セーフティネットの面でも外国人労働者には不安がある。支援対象に制限が設けられている場合もあり、支援の手が届くのは一部に留まる。」

同じことが、大学生への就学支援、5月19日に創設された「学生支援緊急給付金」でもみられます。

「この措置は、特に厳しい状況にある住民税非課税世帯の学生には20万円、それ以外の学生には10万円が支給される制度である。ただし、支給対象は国公私立大学（大学院を含む）の学部生および大学院生、短期大学部生であり、そこには留学生や日本語学校の学生も含まれているが、留学生については『前年度の成績評価係数が2・30以上』という成績基準が設けられている。」

そして、「3月18日に発表された『緊急小口資金等の特例貸付』は、生活資金の貸付けを行う制度を拡充したものであり、貸付上限額を20万円と2倍に引き上げたうえで、その対象を低所得世帯から感染拡大の影響で減収となった世帯まで広げた措置である。同制度は、都道府県社会福祉協議会により運営されており、多くは在留外国人を対象としているが、地域によっては『在留中に返済できること』『永住者や定住者』に限定するなどの条件が付されている所もある。生活が困窮した場合、最終的に『生活保護』という手段も考えられるが、就労が在留資格によって制限されている外国人労働者は、対象にはならない。外国籍の場合、永住者、定住者、日本人の配偶者等、特別永住者、難民認定を受けた者などに限定されており、在留期間に制限のある留学生や技能実習生などは対象外だ。」(https://www.nli-research.co.jp/report/detail/id=64709?site=nli)

こうした問題には、当事者の外国人労働者、留学生・日本人学生のほか、多くの外国人支援組織・NPO、留学生を抱える大学教員らが取り組んでいますが、政府も自治体も日本人相手で手一杯です。マスコミもとりあげません。どの国にもある程度見られることですが、日本は、外国人労働者や留学生を選別して増やしてきたために、新型コロナウィルスと直面することによって、その使い捨てのご都合主義・自国民中心主義が顕わになったのです。

# 3　自国ファーストと政治的リーダーシップ

## パンデミックは政治的リーダーシップの試金石

世界の中では、感染症が及ぼす人種差別や経済格差による被害の偏在が、時代を画する政治問題になろうとしています。新型コロナウィルスは、動物を介して人間の世界に持ち込まれ、ヒトとヒトの交換、航空交通網や物流・情報を介してパンデミックが広がったため、国や地域・職域・学校での交流が不可能になり、家族という最小単位での生活圏と個人の所得・資産による生き残り可能性までが、恐怖と不安にさらされました。基本的人権、その核である生存権の危機です。冷戦崩壊後の世界を支配した新自由主義のグローバリズムの全体が、危機に瀕しています。

パンデミックの中で、世界経済と交易は、大混乱に陥りました。そのしわ寄せは、発展途上国、国内ではこどもたちや高齢者、人種・民族的な底辺層、外国人労働者など貧困層に集中しています。ＷＨＯは、パンデミックに対する国際協調での取り組みを求めていますが、２０２

0年の第一波においては、欧米各国は、自国での感染防止に手一杯で、途上国への援助どころではありませんでした。20世紀の世界に君臨したアメリカは、WHOからの脱退さえ唱えました。

危機のもとでは、政治のリーダーシップが問われます。ほとんどの国で、感染症に対して国民の結束をよびかけ、リーダーの政治的評価はあがっているのに、感染確認者数・死者数とも相対的に少ない日本が、なぜか最大感染国アメリカと共に、最下位です。経営者・ビジネスマン向けの雑誌『プレジデント』オンライン4月17日に「日本の安倍政権だけが『コロナ危機で支持率低下』という残念さ――そんな先進国はほかにない」という記事が出ましたが、「シンガポールのブラックボックス・リサーチとフランスのトルーナが共同で実施」した「23カ国・地域の人々を対象にそれぞれの指導者の新型コロナウイルス対応の評価を尋ねた国際比較調査で、日本が最下位となった」と確認されました（時事ドットコム5月8日）。「政治分野では、日本で安倍政権の対応を高く評価した人の割合は全体の5％にとどまり、中国（86％）、ベトナム（82％）、ニュージーランド（67％）などに大きく劣った」そうです。

あわてて外務省寄りの国際政治学者・慶応大学・細谷雄一教授が、「世界が評価を変え始めた――日本は新型コロナ感染抑止に成功している」（ニッポン放送5月11日）などと反論を始めましたが、それは、初動の3か月以上政府と「専門家会議」が言い続けて国民から見放された「PCR検査を増やせば感染者数が減るわけではない」とか「マスク文化の伝統」を論拠にしたもので、全く説得力がありません（NEWS ONLINE 5月11日）。

COVID-19ウィルスへの民衆救済のプログラム、そのナショナルな対応にあたっては、政治のリーダーシップの役割は重大です。民衆が恐怖と不安を抱くパンデミックの危機に当たっては、おおむね政府の民衆への強いアピールと国民の政府への信頼・救済願望から、政権への凝集力が生まれ、権力が強まるのが通例です。ドイツのメルケル首相やニュージーランドのアーダーン首相、台湾の蔡英文総統ら女性指導者のアピールと指導力は高く評価されました。

しかし日本の安倍首相は、中国習近平国家主席の来日予定や東京オリンピック開催の政治日程が優先された初動の遅れと後手後手の対策、国民に訴える力が弱く、思いつきの全国一斉休校やアベノマスク、くつろぎ動画などピント外れのパフォーマンスで、凝集力がありませんでした。必要な感染防御策のサボタージュ、「専門家会議」への丸投げ、後手後手の医療関係者・病院支援、それに、改憲を狙った緊急事態権限行使と私利私欲の透ける検察介入、政策過程の議事録も残さないずさんな官邸政治で、すっかり国民の信頼を失いました。

国民の心に届かない官僚作文の棒読みメッセージ・記者会見、そして、緊急事態政策にさえ忍び込ませた経済成長優先と私利私欲の思惑が、世界からも国民からも見透かされました。それに桜を見る会、黒川弘務東京地検検事長の恣意的定年延長と賭け麻雀、河井克行前法相夫妻の公選法違反等のスキャンダルがオーバーラップし、盤石に見えた安倍晋三政権の基礎さえ揺るがされました。

国際的には「支持率が下がったのは日本とブラジルだけ」、つまり安倍晋三とボルソナロ、これにアメリカのトランプ大統領が、パンデミック第一波の危機での最悪の政治指導者と評価されています。どうやらこの政治的指導の無能無策こそが、「東アジア型モデルの中での日本の失敗」を、よく説明するようです（文春オンライン5月27日）。

## 検査なくして感染症対策なし

中国革命を勝利に導いた毛沢東に、「調査なくして発言権なし」という有名な言葉があります。1930年の言葉ですが、それは毛沢東の農民層分析等にも表現され、「科学的」政策の前提とされます。ウィルス対策で言えば、「検査なくして対策なし」でしょう。グローバル化とIT化が世界を覆い尽くしたインフォデミックの現代では、パンデミックのような国境を越えた危機にあたって、正確な情報データとその世界への発信が、対策の信頼性を担保する決定的意味を持ちます。

中国は、初動で正しい事実と警鐘をSNSで発した医師の情報を言論弾圧し、初動の遅れと1100万大都市武漢の封鎖を余儀なくされましたが、その後は、感染拡大・感染死の数を毎日公表し、それを分析した医学論文、病棟増設、全国の医療資源の集中的投下、感染防止規制、新薬開発などで、世界第2の経済大国の力を発揮しました。

隣国韓国は、当初の感染者数では中国に次ぎますが、いったん新興宗教団体の礼拝から集団感染が察知された後の文在寅大統領の決断・対策は、日本とは対照的でした。連日1万人に及ぶPCR検査（ドライブスルー検査！）を国を挙げて実行し、初動の生活保障・企業支援も手堅いものでした。

各国別対応で、日本は、感染症対策の後進国であることを、世界に露わにしてしまいました。当初の武漢在住日本人チャーター機脱出作戦、すでに沖縄で入国審査・検疫を受けたクルーズ船「ダイヤモンド・プリンセス」号乗員・乗客の船内隔離・感染検査のお粗末は、国際的に話題になりました。なによりも、率先して動くべき政府と厚労省の初動対策の甘さ、そこで露呈した国立感染症研究所中心の「専門家会議」と厚労省医系技官の無能、そこで台頭した首相官邸経産省系官僚の迷走、何もわからない安倍首相の「専門家会議」を隠れ蓑にした全国一斉休校・大型イベント禁止、緊急事態宣言・解除と経済社会活動の再開、最終的には「専門家会議」も廃止・使い捨てされ、経済優先で感染政策を軽視した「分科会」への移行・再編が決定されました。

**日本の感染対策を貫いた安倍内閣「健康・医療戦略」**

まずは、新型コロナウィルス COVID-19 が入ってくるまでの、日本の医療体制と、そのなかでの感染症対策をみてみましょう。不幸なことに、日本の保健・医療体制は、少子・高齢化社会での福祉予算削減の改革期にありました。高齢者医療の負担増、診療報酬体系・薬価の見直しはもとより、基準病床数制度による病院統廃合・空きベッド数削減や、国立感染研究所等の研究予算・人員のスリム化が、戦略的課題とされていました。それは、すでに１９８０年代からの医療費抑制政策と、新自由主義にもとづく福祉予算全体の見直し、規制緩和と競争原理の導入、産学官医療ビジネス育成の帰結でした。

より具体的には、２０１３年2月22日に、厚生労働省に「健康・医療戦略厚生労働省推進本部」が作られました。それは、「安倍政権の成長戦略の重要な柱の一つである健康・医療分野の取組を強力に推進するため、内閣官房に『健康・医療戦略室』が設置されることに併せて、厚生労働大臣を本部長とする『健康・医療戦略厚生労働省推進本部』を本日付けで新たに設置します。推進本部の下には、大臣官房技術総括審議官を主査とする『推進チーム』を設置するとともに、『医薬品』『医療機器等』『再生医療』『国際展開』の４つのタスクフォースを設置し、国民の健康寿命の延伸、世界最先端の医療の実現、医薬品・医療機器等の開発の促進と関連産業の発展などに総合的に取り組むことにしています」というものでした。

その安倍内閣「健康・医療戦略」は、２０１４年7月22日に閣議決定されました。後述のようなもので、「アベノミクス」成長戦略の一環でした。

２０１３年6月14日、日本経済の再生に向けた「３本の矢」のうちの3本目の矢である成長戦略「日本再興戦略　JAPAN is BACK」が閣議決定され、成長実現に向けた具体的な取り組みとして、「日本産業再興プラン」「戦略市場創造プラン」及び「国際展開戦略」の３つのアクションプランが掲げられました。

そのうちの「戦略市場創造プラン」において、「国民の『健康寿命』の延伸」がテーマの一つとされ、２０３０年のあるべき姿として「１　効果的な予防サービスや健康管理の充実により、健やかに生活し、老いることができる社会、２　医療関連産業の活性化により、必要な世界最先端の医療等が受けられる社会、３　病気やけがをしても、良質な医療・介護へのアクセスにより、早く社会に復帰できる社会の実現を目指すこと」とされました。

その「基本理念」は、「１　世界最高水準の技術を用いた医療の提供、２　経済成長への寄与」で、「健康長寿社会の形成に資する産業活動の創出及びこれらの産業の海外における展開の促進その他の活性化により、海外における医療の質の向上にも寄与しつつ、我が国経済の成長に寄与する」「世界に先駆けて超高齢社会を迎えつつある我が国においては、これらを踏まえ、課題解決先進国として、超高齢社会を乗り越えるモデルを世界に広げていくことが重要である」とされています。

より具体的には、①世界最高水準の医療の提供に資する医療分野の研究開発等に関する施策、②新産業創出及び国際展開の促進等、③先端的研究開発及び新産業創出に関する教育の振興・人材の確保等、④オールジャパンでの医療等データ活用基盤構築ＩＣＴ利活用推進、でそれぞれ施策を列挙します。独立行政法人医薬品医療機器総合機構（ＰＭＤＡ）、ゲノム医療実現推進、ガン・認知症など高齢者医療対策、生活習慣病関連医療費の削減など、官民あげての医療・薬事ビジネス支援の色彩が強く、それを海外にも輸出して「効率的で質の高い医療の国際展開」を進めようとしました（以上、首相官邸健康・医療戦略推進本部　https://www.kantei.go.jp/jp/singi/kenkouiryou/senryaku/）。

## ２００９年の「専門家会議」提言は政権交代で棚上げされた

加計学園獣医学部事件で問題になる「国家戦略特区の活用」は入っていますが、２００９年の新型インフルエンザ・パンデミックの経験や、それにもとづく「新型インフルエンザ等対策特別措置法」制定（２０１２年5月）があったにもかかわらず、Ａ４判50頁に及ぶ２０１４年「健康・医療戦略」のなかでの「感染症」に関する言及は、わずかに2箇所のみです。安倍政権は、福島第一原発事故対策の不手際で倒れた民主党政権に対抗して原発再稼働を始めたように、保健・医療政策でも福祉削減・経済再建に邁進しました。

一つは「国際展開」の項で、「新興国・途上国等では、依然として母子保健・感染症対策の優先度が高い中で、生活習慣病等の非感染性疾患による二重の疾病負荷が大きな課題になる」という文脈で、感染症は発展途上国の問題だが、生活習慣病対策等で日本の進出の余地がある、と述べている点です。もう一つは、研究開発への投資で、「疾患に対応した研究〈新興・再興感染症〉」では「得られた病原体の全ゲノムデータベース等を基にした、薬剤ターゲット部位の特定及び新たな迅速診断法の開発・実用化」から、新薬とワクチン開発で「世界最高水準」

を目指す、という文脈のなかでの言及でした。

つまり、厚生労働省は、２００７年の自公政権末期に「消えた年金」問題で国民の批判にさらされ、２００９年の新型インフルエンザへのパンデミックへの対応も「専門家会議」任せでした。政局の上では、すでに支持率10％台で満身創痍の麻生内閣の末期で、実際にパンデミックに初動対応したのは、後の東京都知事・舛添要一厚労相と、国内感染が関西から始まったために橋下徹・大阪府知事（当時）でした。少なくとも２０２０年の安倍首相・加藤勝信厚労相・西村担当相（実は陰に今井首相補佐官）体制よりは、まともに指導力を発揮し、感染症に向き合ったようです。総括時の民主党政権では、「消えた年金」追及で活躍した長妻昭が厚労相でした。

年金問題も感染症対策も、２００９年の政権交代で民主党政権の課題にされました。民主党政権のもとで、「新型インフルエンザ（A/H1N1）対策総括委員会議報告書（議長　金沢一郎、２０１０年6月10日）」が作られ、「専門家会議」（議長　岡部信彦）の「提言」が出され、特別措置法も作られました。しかし、再度の政権交代＝第２次安倍晋三内閣成立のもとで、２００９年パンデミック時の感染症対策の経験は、発展途上国からの入国者検疫問題に矮小化され、「健康・医療戦略」の片隅においやられることになりました。

２０１７年12月に、総務省は、海外でのエボラ出血熱やＭＥＲＳ（中東呼吸器疾患群）の感染拡大を受けて、感染症の指定医療機関の患者受入可能病棟数や医療従事者の実態を調査し、厚生労働省に改善するよう勧告しました。しかし厚労省は、「健康・医療戦略」によるベッド数削減の真っ最中で、「病床不足」といっても各都道府県には個別の事情があるなどとして、調査そのものをサボタージュしたことが、3年後に明るみに出ました（「厚労相、勧告を生かせず　総務省が感染症医療の改善17年に求める」東京新聞2020年7月8日）。

2010年12月岡部議長「専門家会議」の提言には、感染症に対する「行動計画やガイドラインについて、現行をベースとして見直す必要かつ的確に状況を分析、判断し、決断していく必要」があることから、「国における意思決定プロセスと責任主体を明確化するとともに、医療現場や地方自治体などの現場の実情や専門家の意見を的確に把握し、迅速かつ合理的に意思決定のできる」システムの設計等が掲げられていましたが、実際には自公政権復活で、安倍内閣により棚上げされました。医療機器やマスクの備蓄の必要も指摘されていましたが、2009年パンデミックが収束すると、うやむやにされました。

2010年の「専門家会議」提言で、2020年の新型コロナウィルス感染対策に生かされたのは、皮肉なことに、2020年日本のPCR検査不足、クラスター限定隔離の元凶の一つになった、従来の「発熱外来」を「帰国者・接触者外来」に名称変更し、「発熱だけではなく渡航歴等により対象患者をしぼりこむ」という「外来診療の役割分担の明確化」ぐらいでした。

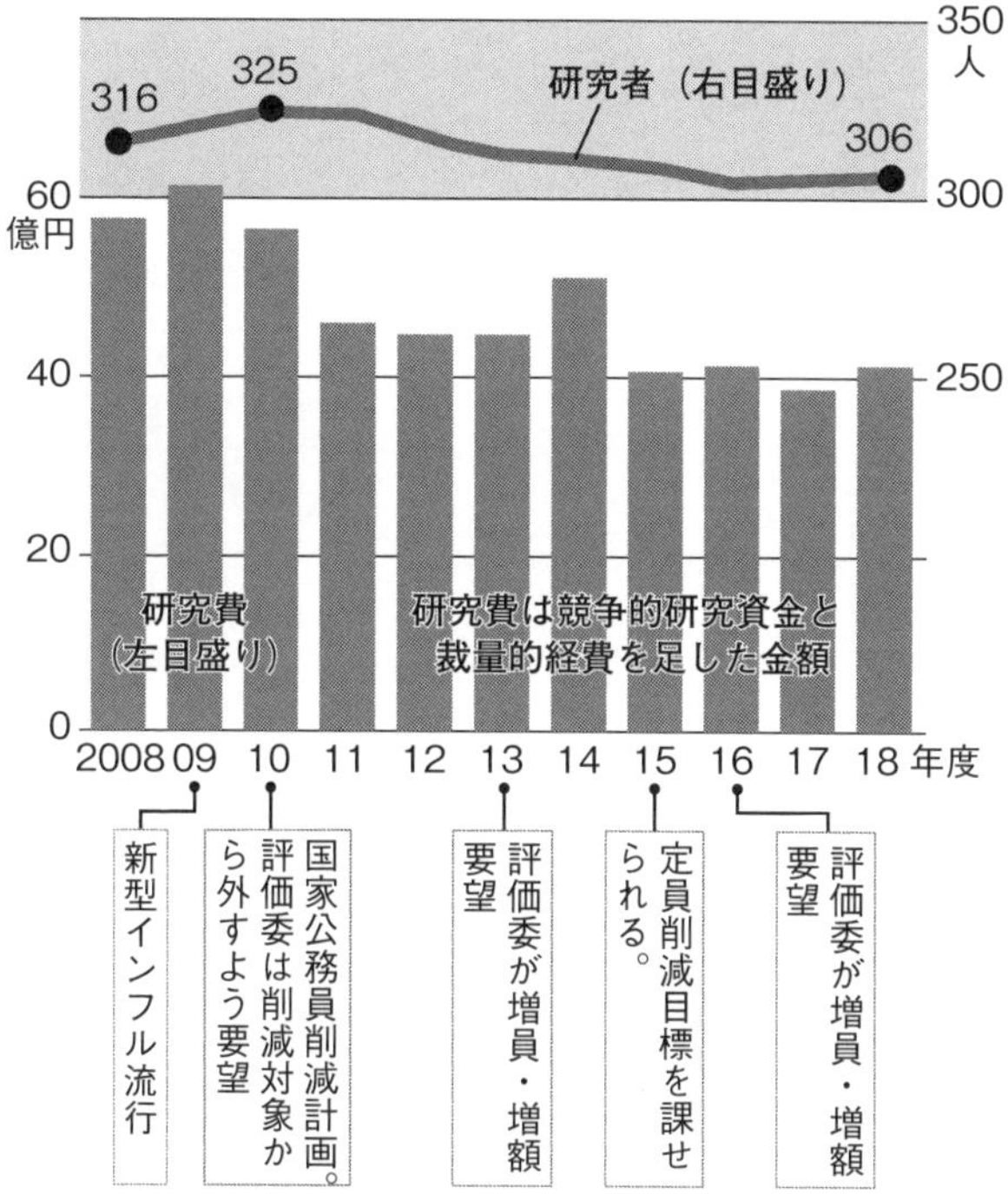


国立感染研の予算と研究者数の推移
出典：東京新聞３月７日を基に作成。

## 国立感染症研究所も予算・人員を減らされた

そればかりか、この「健康・医療戦略」は、安倍内閣の経済再生政策＝アベノミクスの一環ですから、がん撲滅などをめざしたゲノム研究や再生医療、医療ロボット開発、ＡＭＥＤへの投資や「国家戦略特区」を利用した国際医療福祉大学医学部、加計学園獣医学部開設などはありましたが、感染症対策は、「途上国」向けの問題に矮小化され、全国的な医療費抑制、病院再編統廃合・空きベッド削減も続けられました。感染症対策で中心的役割を果たしてきた国立感染症研究所の予算も減らされ、研究者数は２０１０年より18人減らされて、２０１９年度は３０７人でした（東京新聞3月7日）。

パンデミックのさなかに国会を通過した、政府の２０２０年度本予算でも、「健康・医療戦略」に沿ったベッド数削減84億円など厚労省予算は、そのままでした。本予算で経済成長を優先して医療費・医療施設・ベッド数を削減し、補正予算で新型コロナ対策の病床・ベッド増設など、この国の医療政策の倒錯が、顕わになりました。

## 今井秘書官、北村国家安全保障局長ら官邸官僚の実質的支配

２０２０年も、大きな流れとしては、アベノミクスの一部である「健康・医療戦略」が優先されました。「健康・医療戦略」の本部は、安倍首相直轄の内閣府にあり、厚生労働省には、その実行部隊である「推進本部」がおかれていました。司令塔にあたるのは、あくまで首相官

邸の「内閣官房健康・医療戦略室」でした。

2013年以来、その室長を今日も務めるのは、国土交通省出身の首相補佐官・和泉洋人です。厚生労働省でその戦略推進を担うのが、大坪寛子審議官でした。公費出張での私的関係（コネクティングルーム）など、スキャンダルにまみれたこのコンビが、実は、日本に新型コロナウィルスが入ってきたときの、初発の実質的司令塔でした。「専門家会議」の人選にも、この二人を中心とする内閣官房健康・医療戦略室と厚労省医系技官（普通の公務員試験を経ない医師免許・医学博士号取得者などの厚生労働省官僚）の意向が、大きな意味を持ちました。

もっともこの国の感染対策の最高責任者は、本来は総理大臣です。しかし、「裸の王様」安倍晋三内閣のもとでは、首相の関心は感染症にはなく、不安定でした。首相自身は自らの権力維持に汲々とし、森友・加計問題、桜を見る会の招待者名簿破棄から黒川東京高検検事長の定年延長・賭け麻雀賭博辞任スキャンダルが続き、キャッチフレーズの外交でも成果をあげられず、感染症どころではありませんでした。河合克行・案里夫妻の選挙違反事件検挙は、通常国会終了後に待っていました。令和の天皇即位儀式と中国習近平国家主席の国賓招待、なによりも、夏の東京オリンピック・パラリンピック開催から憲法改正への道を夢見ていましたが、コロナ禍は、突然現れた障害物でしかありませんでした。

安倍首相は、桜を見る会や検察問題・河井前法相選挙違反を国会で追及されることを嫌い、官邸官僚に、感染症への政策運営を委ねました。感染症やワクチンの知識を持たず、記者会見のスピーチさえ自分で書けず、時には漢字も読めない無教養・反知性の三世議員である安倍首相にとって、コロナウィルスの出現は、自分の政治構想の実現を妨害する突発的災害です。感染した患者によりそい、そのいのちを守ることよりも、自分の政権を保持し、特に「アベノミクス」の経済政策を続けることを優先しました。そのため、日銀の国債買い入れを無制限に許し、緊急事態宣言解除を急ぎ、多くの国で当然のロックダウン生活補償方式ではなく、「補償なき自粛・休業要請」で安上がりに乗り切ろうとしました。

この安倍内閣の政策は、内閣を構成する各大臣と、厚生労働省など関係各省庁の協力で成り立つはずです。事実、各種決定は閣僚会議を経て発表されますが、実質的な政策決定の中枢は、実は、別なところにありました。首相官邸が各官庁の官僚人事を動かすことが安倍内閣では日常化し、大臣も官僚も、安倍首相の「オトモダチ」と、首相を忖度して公文書を改竄したり隠蔽したりする「ヒラメ型」官吏で固める指導体制が、作られてきました。

2020年上半期の時事通信「首相動静」欄を眺めていると、官房長官や厚生労働大臣をさしおいて、日曜休日でもほとんど毎日首相と会っていた3人の高級官僚に気がつきます。一人は経済産業省出身の首相補佐官兼秘書官・今井尚哉、もう一人は警察官僚出身で国家安全保障局長として情報を統括する北村滋、3人目を挙げれば外務省の事務次官・秋葉剛男です。

「アベノミクス」に関わる多くの国内政策は、経産省出身の今井尚哉が最強の安倍ブレーンで、政策提言者といわれます。北村滋・秋葉剛男は安全保障・外交担当として、米国とも緊密

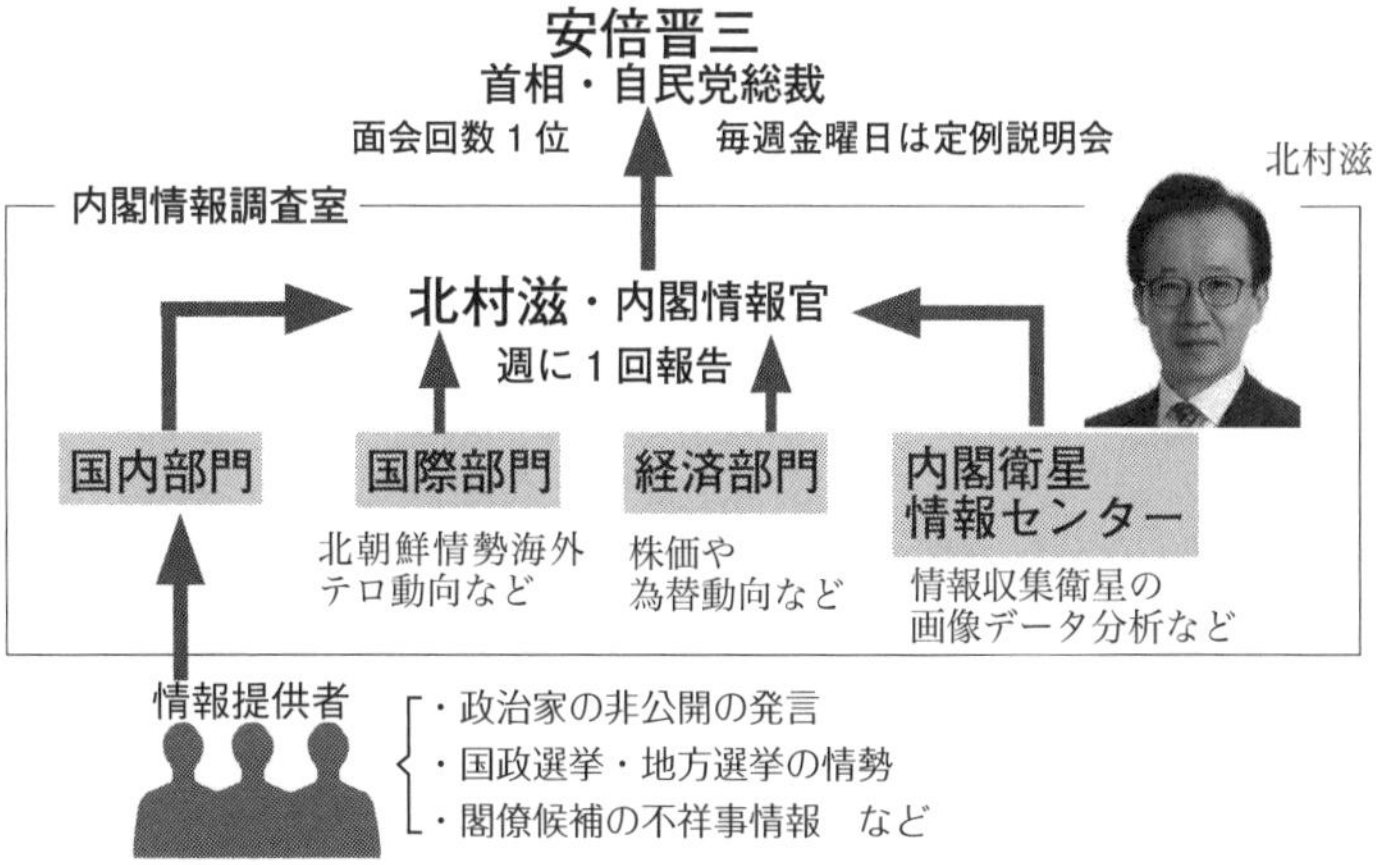


首相に集まる情報の流れ

出典：朝日新聞 2018 年 7 月 27 日。顔写真は内閣官房 HP より

な情報交流を行っていました。

この3人に、杉田和博・西村明宏・岡田直樹官房副長官、和泉洋人・長谷川栄一首相補佐官等が、「首相側近」として、官邸の実務を担っています。2014年に作られた内閣人事局のもとで、中央官庁1府12省庁680人の幹部人事を、事実上官邸が動かすようになりました。警察出身で79歳の杉田和博官房副長官が内閣人事局長で、同時に、公安調査庁・内閣情報官の後輩・北村滋の後見人です。

国内外の情報は、「日本版CIA」といわれる内閣情報調査室などを通じて北村国家安全保障局長に集中され、そのうえで、総理へと伝えられます（朝日新聞2018年7月27日）。当初のコロナウィルス発症情報も、習近平国賓招聘との関係で、内閣官房事態対処・危機管理室で扱われました（森功「官邸落日、側近官僚の暴走」日刊ゲンダイ2020年7月1日・5日)。

## 初動のミス——中国情報軽視と「水際作戦」限定

国会も自民党も安倍晋三の暴走・政権私物化をとめられない官邸主導政治のもとでは、新型コロナウィルスは、当初は中国の国内問題で、「対岸の火事」でした。安倍首相も官邸官僚の多くも危機感はもたず、初動は「健康・医療戦略室」の和泉洋人補佐官・大坪寛子審議官の、公私混同スキャンダルを打ち消す「名誉回復」の機会にしようとした形跡があります。厚労相の大坪審議官は、慈恵会医科大学出身の医学博士ですが、専門は内科で感染症ではありません。和泉補佐官と共に、医療費抑制政策とガン治療など最先端ゲノム医療開発の方向へと政策誘導してきました。

そこに、「武漢ウィルス」です。厚労省医系技官のなかでは、担当は医薬・生活衛生局検疫業務管理室と健康局結核感染症課、検査・医療については国立感染症研究所と国立国際医療研究センター(NCGM)で、武漢・湖北省帰りの日本人検疫と、クルーズ船「ダイヤモンド・プリンセス号」での船内集団感染に対応しました。新型コロナウィルス(COVID-19)を、感染症法上の指定感染症に指定したのが2月1日、そこで、PCR検査で陽性となった感染者は、全員入院を義務づけられました。

すでにこの段階で、上昌広医師は「Foresight」2月4日「『新型肺炎』日本の対策は大間違い」で、WHOと中国の現場からの最新の感染状況報告を踏まえれば、安易に感染者全員の強制入院にこだわるべきではない、と指摘していました。「1月28日の閣議で、新型コロナウィルス感染を指定感染症に追加することを決め、29日から3度にわたりチャーター機を派遣し、武漢在住の日本人565人を帰国させた」のは正しいが、「1月28日には武漢からのツアー客を乗せた奈良県のバス運転手、29日には同じバスに乗車していたバスガイドが感染していたことが判明している。さらに31日にはバス運転手と接触した女性の3次感染が確認されている」。

つまり、上医師は、「水際作戦」ばかりでなく、国内市中感染の可能性に備えるべきだ、「日本での対策の中心は厚労省の医系技官で、記者クラブは、彼らの発言をそのまま報じる。だが彼らは行政官であって、感染症の専門的知識をもたない。世界的なネットワークの一員ではなく、肝心な情報は入ってこない。グローバルに感染対策をしたければ、このような人事システムを変えなければならない」と提言していました。

## 和泉洋人と大坪寛子のクルーズ船対応

日本国民にとっての大いなる不幸は、中国武漢から新型コロナウィルスの第一報が入って以降の日本政府の初動対応が、今井尚哉・北村滋・和泉洋人・大坪寛子にまかされた首相官邸「健康・医療戦略」に沿って始まり、武漢・湖北省滞在者への「水際対策」と、クルーズ船「ダイヤモンド・プリンセス」号封じ込めに特化されたことです。

ＷＨＯが提唱し、厚生労働省の担当する感染症対策のオーソドクスな「早期発見・早期治療」、医療機器補充・要員増よりも、日本経済停滞突破の「成長戦略」への影響が重視されました。少なくとも2月6日の大坪審議官クルーズ船記者会見までは、大坪のＡＭＥＤとの対立や和泉補佐官とのスキャンダルがあっても、厚生労働省というより、官邸官僚主導で進められました。

だからこそ、まだ政府の「対策本部」も「専門家会議」も立ち上がっていない段階での2月13日「緊急対応策」の目玉には、「検査キット、抗ウイルス薬、ワクチン等の研究開発の促進」が、「マスク、医薬品等の迅速かつ円滑な供給体制の確保」よりも上位におかれ、特別予算も配分されたのです。

和泉・大坪スキャンダルへの世論の反発で、以後2人は表舞台から消えましたが（懲戒・失脚はなく出世を続けています）、「陰の首相」「総理の振付師」である今井補佐官は、その後は経済再建のために、安倍首相の信任厚い北村滋国家安全保障局長、秋葉剛男外務事務次官と組んで、官邸主導のパンデミック対策の中枢にすわります。厚生労働省や国立感染症研究所中心の「専門家会議」、内閣対策本部を立ち上げ、国家の危機を逆手にとって、あくまで「成長戦略」に使おうとしました。それが「国産検査キット、抗ウイルス薬、ワクチン開発」にこだわり、「ワクチン村」の御用学者と医薬企業を重用し、反対意見の情報発信を抑えて「大本営発表」風の情報統制を強め、ついには「緊急事態宣言」で官邸に権限を集中させ、改憲への布石を敷きました。

日本の「健康・医療戦略」を担当し、京大山中教授のiＰＳ細胞研究予算削減強要まで進めていた和泉・大坪コンビが、クルーズ船「ダイヤモンド・プリンセス」号対策の初動で、大きなミスをしました。大坪が、「文春砲」の批判をかわし「名誉回復」するためか、２月６日に厚労省を代表して記者会見し、まともに船室隔離・高齢者診療もできず、乗員の検査をあとまわしにした船内感染者増加と、ＰＣＲ検査の「湖北省しばり」の正当性を説明したのです。同船は、１月20日に横浜港を出港して、鹿児島〜香港〜ベトナム〜台湾を周遊し、２月１日に沖縄・那覇港に入港。同日に香港からの乗客の感染者が確認されました。

国立感染症研究所のまとめによると、乗客２６６６人、乗員１０４５人の合計３７１１人を乗せ、２月３日夜に横浜港に到着、船内で14日間の健康観察期間を終了して、２月19日から23日にかけて乗客は順次下船しました。その後、海上において検疫を実施し、３月１日にすべての乗客・乗員の下船を完了。３月25日までに、清掃や消毒作業を終えて、検疫済証を受領し、改修作業や資材搬入を行いました。船内では下船後も含めて、乗員・乗客７２３人の感染を確認、13人が死亡しました。

忘れてならないのは、「ダイヤモンド・プリンセス」号対策において、本来は真っ先にＰＣＲ検査を受けて、陰性の健常者のみで乗客サービスにあたるべきだったフィリピン、インド、インドネシア等の国籍が多い乗員のＰＣＲ検査が後回しにされ、富裕層の多い個室の乗客の検査が優先されたことです。食事や郵便物を乗客に届ける乗員の多くは、個室ではなく4人部屋・2人部屋で、バス・トイレは共用でした。日本の国内メディアでは、なぜかほとんど触れられませんでしたが、538人（乗客7人・乗員531人）のフィリピン人のうち、陰性で帰国を希望した445人がクルーズ船を離れチャーター機にのれたのは、ようやく2月25日で、59人は感染が確認され日本の病院に残され、他の数十人は、船内にのこりました（NHK2月25日）。隔離後チャーター便での帰国者からも、アメリカ42人やオーストラリア・香港8人等と、再検査で陽性者がでました。こうして日本の感染症医学・検査体制の不備を、世界に晒しました。

初動期にWHOも述べていたように、クルーズ船「ダイヤモンド・プリンセス」号は、中国武漢市と共に、「パンデミックの政治学」の世界的素材でした。そこで中国政府よりもさらに劣悪な、日本政府の水際対策の不備が白日の下に示され、世界に不安を拡散したのです。日本政府は、クルーズ船関係の感染者数・死亡者数をわざわざ別枠でWHOやマスコミに発表させ、その失態を隠し、感染数を少なく見せる演出までしました。

日本のパンデミック対策は、悲惨でした。国民、特に不安定労働者や社会的弱者に対しては、冷酷でした。もともと医療費削減政策で、病院再編・ベッド数削減・保健所減らしを進めてきました。今2020年度予算にも、13万病床削減予算84億円が本予算に入っていました。そこに、黒船コロナの来襲です。中国での発症を「対岸の火事」「貧困な社会衛生による混乱」と軽く見たツケ、初動の「武漢・湖北省しばり」、「クルーズ船」対策に限定し、PCR検査を重症者・高齢者のみにしてきた「クラスター方式」の無理が生まれ、大都市での市中感染を防げませんでした。

東京オリンピックの延期が決まると、急にPCR検査が増え、4月に入って緊急事態を宣言し、ひたすら「自粛」が呼びかけられました。日本政府が「自粛」を言う場合、休業や休校への補償がない「自助」「自己責任」という意味でした。「補償なき休業要請・自粛」です。感染対策初動の誤りと後手後手の手直しの責任を認めず、国民の行動パターン、「新しい生活様式」に責任転嫁する布石でした。

安倍首相は、感染対策は厚労省と「専門家会議」に、経済政策は秘書官と経産省・財務省にまかせ、東京オリンピックの延期が決まると、緊急事態法制の整備と憲法改正を最後の目標にしています。日本版NSC＝国家安全保障局の出番です。総理補佐官・今井尚哉と共に、いよいよ国家安全保障局長・北村滋が秘かに動きます。

# 4　専門家会議、感染研と731部隊の亡霊

## 西浦教授の見出した危機管理と「厚労省の嫌な顔」

政治学の常識で言えば、危機管理とは、最悪と思われるあらゆるケースを想定し、それに備えることとです。危機管理を「すでに起こってしまったトラブルに関して、事態がそれ以上悪化しないように状況を管理すること」と狭く定義し、「これから起こる可能性のある危機・危険に備えておくための活動」をリスク管理と呼ぶこともありますが、広くは同じです。新型コロナウィルスのような感染症に対しては、「起こってしまった」事態への対処と共に、「これから起こる可能性」への備えが決定的です。2020年の日本は、どうだったのでしょうか。

北海道大学・西浦博教授（現・京都大学）は、2020年2月16日に始まって6月24日に突然「解散」させられた「新型コロナウイルス感染症対策専門家会議」（以下「専門家会議」）のもとで、委員の東北大学・押谷仁教授と共に、クラスター班の中心にありました。感染症数理モデルを駆使した流行データの分析で「8割おじさん」などと呼ばれた西浦教授は、7月18日、

東洋経済オンラインのインタビュー「西浦教授が語る『新型コロナ』に強い街づくり」（https://toyokeizai.net/articles/-/362956）に応じ、「専門家会議」の内幕を、以下のように話しています。

「今回は幸いにして、人類の大多数が死亡するような致死率が高いものではなかった。だが、もっと毒力の高いウイルスがいつ出てくるかわからないことに、われわれは真摯に向き合う必要がある。原子力発電所は、事故がありうることを想定せずに安全だと考えてきたが、福島の経験でひっくり返された。新型コロナもある程度ノーマークに近かった。科学者として暗に信じていたことが覆された。」

「これまで厚労省の感染症対策に関係してきたが、日本中の病院から患者があふれるようなウイルスは想定したことがなかった。厚労省は『これくらい病床が必要になるので用意してください』と都道府県に通知する立場だが、『対応しきれないくらいの感染者数が想定されますが、あなたの県では何をしても病床が足りないでしょう』と言うのは、地方公共団体に行動を促すための通知として意味をなさない。だから、病院からあふれるほどのウイルスは暗に想定しないようにしていた。

過去10年来の新型インフルエンザの議論でも『致死率が高く、かつ人集団の間での感染が起きるものを想定すべき』と話していたのは、東京大学の河岡義裕教授と東北大学の押谷仁教授の2人くらいだ。先生方がそうした話をされたとき、厚労省の事務方がとても嫌な顔をされていたことを覚えている。」

日本医師会常任理事として「専門家会議」に入った釜萢敏医師も、6月30日に東洋経済オンラインに掲載された「コロナ専門家会議が解散するまでの一部始終」で、2月17日の第一回会合での「受診・相談の目安」が「発症から4日以上経過しないと相談・受診できないという運用につながるとは予想できなかった」、オリンピック招致との関係で「もっと早く出入国規制に踏み切ることができていれば、感染者は少なくて済んだと思う」、「入院医療のパンクを回避するうえで大きかったのが、4月2日付けでの退院基準の見直しだった。それまでに感染した人は症状の有無にかかわらず全員を入院させていたが、宿泊施設や自宅での受け入れも可能にした。当時、自宅療養は管理の目が届きにくく、家庭内感染のリスクがあるのでやめたほうがいいと申し上げたが、厚労省はむしろ積極的だった。その後、自宅で療養していた患者さんのうちで急に状態が悪化して救急搬送されるケースが相次ぎ、宿泊施設における健康観察が主流になった」と、「専門家会議」の内情を率直に述べました。

つまり、新型コロナウィルスのような感染症に対しては、多くの科学者も厚労省も、想定していなかった。しかし最悪ケースを想定しての備えを述べる学者には、厚生省官僚は「嫌な顔」をした、というのです。危機管理の欠如、ないしリスク管理の無自覚です。

## 731部隊・100部隊の伝統を引き継いだ感染研・専門家会議

日本の感染対策には、各地の学校で児童のマスクは白のみとか、給付金は個人ではなく世帯単位に申請・振り込まれるとか、日本会議風の復古調が忍ばせてあります。東京都教育委員会は、コロナ感染拡大中の2020年3月、都立学校253校のすべての卒業式で、校歌などは飛沫感染症対策で歌わなくてもよいとしつつ、「君が代」の国歌斉唱だけは、都教委の指示で、生徒・教職員全員に歌わせたといいます（東京新聞7月20日）。

私はそれを、厚労省が「専門家」として頼ってきた国立感染症研究所（感染研）の規模と予算・人員の貧困ばかりではなく、もともと感染研の前身である予防衛生研究所（予研）が、東京大学伝染病研究所（伝研、現在は医科学研究所）から分離・創設される際に、GHQサムス准将に取り入った関東軍防疫給水部＝731部隊医学者・医師を幹部とし継承してきた歴史と関わる、と考えてきました。

コロナウィルスは、人獣共通感染症です。医学ばかりでなく、獣医学・動植物学・薬学・歯学から生態学・地理学なども関わります。日本では獣医学は農学・畜産学の一部とされ、農林水産省の管轄で獣医師資格試験も行われます。しかし戦前の大陸侵略では軍馬が輸送・移動手段の中心で、獣医学は軍馬の育成とともに進んできました。1936年の関東軍防疫給水部（731部隊）創設は、関東軍軍馬防疫廠（100部隊）創設と同時でした。世界のウィルス研究・感染症対策は、医学と獣医学の共通対象で、2020年のコロナ「専門家会議」にも、北大獣医学部出身、獣医学博士で世界の最先端を行くウィルス合成で知られる河岡義裕・東京大学医科学研究所兼ウィスコンシン大学マディソン校教授が入っていました。

戦争と人獣共通感染症の関係については、関東軍防疫給水部（平房731部隊）とならぶ軍馬防疫廠（長春100部隊）の細菌戦を追った小河孝『満州における軍馬の鼻疽と関東軍――奉天獣疫研究所・馬疫研究処・100部隊』（文理閣）が、ちょうど2020年3月に公刊されました。軍馬が兵士のいのちよりも大切にされ、動物実験から人体実験まで実行された日中戦争末期の100部隊獣医学を、安達誠太郎や三友一男の体験記を批判的素材に、獣医疫学の専門家らしく、実態を読み解きました。

私の関心は、その延長上での日本獣医学の戦争責任回避と、加計学園獣医学部に至る今日の問題ですが、実は動物起源の新型ウィルスや、感染研のBSLレベル4施設（特定一種病原体等所持施設）の問題に、大きく関わります。新型ウィルスは中国「武漢国家生物安全実験室」発の生物兵器だという陰謀論にも関わります。私は、新型コロナウィルスに歴史的に向き合うにあたって、医学中心の731部隊研究と獣医学の100部隊研究を、併行して進める必要を痛感しました。

## 厚生省は戦時体制・兵力増強の産物

私は、ここ数年『「飽食した悪魔」の戦後』（花伝社2017年）、『731部隊と戦後日本』

（同、２０１８年）と、７３１部隊研究を進め、公刊してきました。

私たちの７３１部隊研究の理解では、今日公衆衛生・感染症対策を担当する厚生労働省の前身、20世紀の厚生省の誕生そのものが、戦争と関わります。もともと現在の感染症法（１９９８年）のもとになる伝染病予防法は、１８９７年に制定され、医療制度を含めて、内務省が担当していました。国内治安維持の一環です。

「帝国」日本が海外に進出し、軍人・兵士が海外に移動することで、未知の病原菌・ウィルスを持ち込んできました。伝染病予防法は、いわゆる「十種伝染病」、コレラ、赤痢（疫痢を含む）、腸チフス、パラチフス、痘瘡、発疹チフス、猩紅熱、ジフテリア、流行性脳脊髄膜炎およびペストの10種の急性伝染病の予防に取り組みました。

日中戦争さなかの１９３８年、近衛内閣のもとで、国民の体力向上、結核等伝染病罹患防止、傷痍軍人・戦死者の遺族対応等のために、内務省から衛生局及び社会局が分離されるかたちで、厚生省が設置されました。初代厚生大臣は文部大臣と兼任の木戸幸一でしたが、戦時体制構築の一環で、実質的推進者は陸軍軍医総監・医務局長の小泉親彦でした。小泉は、第三次近衛内閣・東条内閣では厚生大臣になりました。

この小泉親彦が、同時に、海外での兵士を風土病・感染症から守るという「防疫」を口実に細菌戦・人体実験を進めた石井四郎隊長以下関東軍防疫給水部＝７３１部隊の後ろ盾でした。

つまり、「内地」での結核予防法、国民優生法（戦後の優生保護法の前身）・国民体力法等での兵力増強と、「外地」での防疫給水・生物兵器開発・細菌戦実行は、一対になっていました。「皇国日本」の優生思想が背景にあります。

１９３６年の関東軍防疫給水部（７３１部隊）、関東軍軍馬防疫廠（１００部隊）の創設も、小泉親彦と石井四郎等生物戦を狙う軍医たちの計画によるものでした。ですから、敗戦後に陸海軍も内務省も解体されましたが、厚生省は、ＧＨＱの指導のもとで復員庁の復員・引揚業務を受け継ぎ、同時に陸海軍病院を国立病院に再編し、７３１部隊の旧軍医・技師の復権を許しました。

７３１部隊の戦後の隠蔽・免責・復権過程を研究してきた私は、後述のように、①広島・長崎の原爆被害調査、②伝染病・感染症対策、③医学教育・医師養成制度改革、④医薬制度改革・病院医院整備、⑤日本ブラッドバンク（後に薬害エイズをおこすミドリ十字）など医療産業・医薬ビジネス育成、⑥米軍細菌戦４０６部隊及び朝鮮戦争への協力・動員、の６つの回路から、詳しく分析を続けてきました。以下にその後の研究結果を加えて、要約的に述べます（『「飽食した悪魔」の戦後』第三部２８５頁以下、『７３１部隊と戦後日本』１３０頁以下）。これらの流れが、厚労省医系部局、国立感染症研究所、「専門家会議」等に系譜的・人的につながり、それをとりまく医薬産業・医療メディア、薬害・医療訴訟などの問題に及びます。

## GHQ公衆衛生福祉局（PHW）サムス准将の731医学者登用

1980年代に、森村誠一のベストセラー『悪魔の飽食』などで広く知られるようになった関東軍防疫給水部（731部隊）は、旧満洲国ハルビン郊外平房に本拠をおき、5つの支部と約3600人の隊員を擁する特殊部隊でした。その他に南京の栄1644部隊など姉妹部隊が、北京、広東からシンガポールまで広がっていました。この石井四郎の夢見た「大東亜医学」「植民地医学」には、本土の陸軍省医務局・軍医学校と提携しつつ、医学者のほか獣医学者・薬学者・理学者・農学者など数百人の研究者を軍医・技師として抱えこんでいました。防疫＝感染症対策を主任務としながら、実際には、1925年のジュネーヴ議定書で禁じられた、国際法違反の生物兵器を開発していました。ペストノミ爆弾等を使った細菌戦で数万人の中国人被害者を生み、その実験材料として数千人の中国人・ロシア人・モンゴル人・朝鮮人等を「マルタ」とした人体実験を行いました。

1945年8月、ソ連の参戦でいち早く平房本部を爆破し、証拠を隠滅して日本に帰国するにあたって、隊長石井四郎中将は、全隊員に「3つの掟」を告げました。第一に「郷里に帰ったのちも、731部隊に在籍していた事実を秘匿し、軍歴をかくすこと」、第二に「あらゆる公職につかぬこと」、第三に「隊員相互の連絡は厳禁する」というものでした。ただし平房本部など約1000人の中核部隊は「玉音放送」を待たずに帰国できましたが、ハイラル、牡丹江、孫呉、林口支部などの約1000人は逃げ遅れてソ連軍の捕虜となり、いわゆる「シベリア抑留」の強制労働に使われました。そのほか大連支部など１０００人以上が、中国・旧満洲・朝鮮半島の日本人民間人・居留民の中にまぎれ込んで、引揚者となりました、

７３１部隊の戦後の復権については、ＧＨＱのＧ２（参謀二部）ウィロビー少将による人体実験・細菌戦データとのバーターでの隠蔽・免責と共に、ＰＨＷ（公衆衛生福祉局）サムス准将の感染症対策・医療改革を通じた７３１医学者・医師の登用を、私の『「飽食した悪魔」の戦後』では重視しています。

Ｇ２は、石井四郎らを極東軍事裁判（東京裁判）の戦犯捜査から隔離・庇護して免責し、朝鮮戦争ではアメリカの細菌戦に使った可能性があります。隠蔽・免責過程で暗躍した亀井貫一郎という黒幕政治家は、自らＧ２の反共謀略活動に加わり、後にはＣＩＡに協力したと自伝で述べています。ただしＧ２は、治安・諜報部隊ですから、７３１部隊出身者を隠蔽・免責するうえでは大きな役割を果たしましたが、戦後社会で隊員たちが生きていく上での復権・復活、一般隊員の生活保障には、積極的役割は果たせませんでした。

７３１部隊関係者が戦後医学界などで復活し活躍するようになるにあたっては、占領軍ＧＨＱの中のＰＨＷ（公衆衛生福祉局）サムス准将の指揮下で行われた医療改革が重要だと思います。

## 原爆被害調査と伝染病・感染症対策

サムス准将のPHWと731部隊の復権との関わりを、以下に6つ挙げます。

一つは、原爆被害調査です。広島・長崎への原爆投下の後、勝利した米軍が、その威力と効果を確かめるために現地に調査に入ります。被爆者の調査で、データは取ったけれども何の治療もしなかったのが、ABCC（原爆傷害調査委員会）など有名な米国の原爆調査です。これを総指揮していたのがサムス准将で、それに石川太刀雄、緒方富雄、渡辺廉、木村廉、小島三郎、田宮猛雄、御園生圭輔、貞政昭二郎等々、731部隊関係者が10人ほど関係しています。この人たちは、それまでは日本軍の細菌戦を進めていたのに、今度は雇い主を換えて、米軍の原爆調査、「治療なき人体実験データ収集」を忠実に実行するのです。

二つ目のルートは、伝染病・感染症対策です。占領期のサムスは、「我々が着いた国は、恐ろしく貧しく不衛生な国であった」といいます。そこにアメリカ軍の若く健康な兵士40万人を連れてきたのです。そこで米軍軍医にとって最大の任務は、まずは不潔な日本人の伝染病からアメリカ軍人を守ることでした。そのために撒布されたのがDDTです。それから、日本脳炎、赤痢、疫痢等々（日本脳炎で1945年から48年の間に2万人、赤痢、疫痢で1万5000人前後が亡くなっています）のワクチンを作り、予防しなければなりませんでした。

戦前の日本で感染症対策の仕事をしていたのは、軍の防疫給水部、731部隊のほかに、東京大学伝染病研究所がありました。東大伝研は、京大医学部と並んで、731部隊に優秀な若手医師・医学者を送り出す、最大の供給基地のひとつでした。その伝研で予防措置とワクチン製造をやらせて、サムス准将の命令で伝研を分割し、厚生省の予防衛生研究所（予研）というもうひとつの研究所を作って、ワクチンの審査その他をまかせたのです。

東大伝研の方は、1967年に医科学研究所に改組され、現在にいたります。

予防衛生研究所（予研）の方は、当初はABCC（原爆傷害調査委員会）の原爆調査も担当し、49年に国立予防衛生研究所、1997年から国立感染症研究所となります。その間ABCCの原爆・被爆者調査は、1975年から放射線影響研究所（放影研）に分離・移管されます。従って1954年ビキニ水爆被ばく漁船調査、86年ソ連チェルノブイリ原発事故、2011年福島原発事故での放射能調査等の起源も、PHWの指示でつくられた予研の方にあります。

この伝研・予研の双方に携わった幹部医学者の多くが、731部隊の関係者です。日本医学界の大ボスであった宮川米次（第5代伝研所長）、田宮猛雄（第7代で予研改組時の伝研所長）のほか、細谷省吾、小島三郎、柳澤謙、安東洪次、緒方富雄、浅沼靖らが戦後は伝研に籍をおきます。

小島三郎と柳澤謙は、伝研から予研に移って、第2代・第5代の所長となります。特に小島三郎ら栄1644部隊（南京）からの帰還者は、予研に戻ったケースが多く、朝比奈正二郎、小林六造（初代所長）、福見秀雄（第6代所長）、村田良介（1644部隊、第7代所長）、宍戸亮（第8代所長）、北岡正見、堀口鉄夫、若松有次郎（第100部隊長）、黒川正身、江島真平、八木沢行正ら、予研の中心には731部隊関係者が多かったのです。

このうち第6代予研所長福見秀雄（後に長崎大学学長）は、戦後日本のインフルエンザウィルス研究・ワクチン開発の推進者として知られています。『ある防疫作戦』（岩波新書1965年）、『ウィルス学入門』（岩波全書1977年）などの著書のほか、1948年7月20日に、予研細菌部長として、「現人神」から「生物学者」になった昭和天皇に「電子顕微鏡によるウィルスの研究」を進講していました（『昭和天皇実録』第10巻、東京書籍2017年、680頁）。また石井四郎と共に、米国CIAが戦後も監視を続けた日本人31人の一人である731部隊関係者でした（加藤編『CIA日本人ファイル』第1巻、現代史料出版2014年）。

その他民間研究所・検査機関を含め、30～40人の元731部隊関係者が、戦後日本の伝染病・感染症対策に携わります。これが第二の復権ルートで、もともと米軍人の健康を守るための対策で、ツベルクリンやBCG接種、ペニシリンやストレプトマイシンが入り、日本人の健康が守られます。その陰で、731部隊関係者が、米軍によって登用され復権していきます。

日本敗戦後GHQ・G2（参謀第二部、ウィロビー少将）と結んだ731部隊は、特に細菌戦・人体実験のデータを米軍に提供するのと引き換えに、石井四郎ら幹部も極東国際軍事裁判（東京裁判）にかけられずに免罪され、戦後の医学界に生き残ってきました。PHWサムス准将の日本人医学者・医師を使った伝染病・感染症対策は、もともとこの領域に君臨してきた731部隊関係者の、戦後における大きな復活基盤となりました。

## 医学教育・厚生省を通じて復権した７３１部隊関係者

第三ルートが、ＧＨＱの医学教育・医学部改革です。

それまでのドイツ型医学教育をやめて、医学部・獣医学部・薬学部は6年制の新制大学を作ります。このアメリカ式制度を設計したのが、ＰＨＷサムス准将です。そういう医学制度・医師国家試験制度の改革には、旧帝大の医学部教授たちの協力が、どうしても必要でした。ところが旧帝国大学の有力な教授たちの多くは７３１部隊関係者で、本人は隊員ではなく嘱託であっても、軍から研究費を引き出し、弟子たちを満州へ送り出していました。この関係で、国立大学や私立・公立大学医学部の教授、国立研究所や国公立機関の公務員になった７３１部隊関係者が、数十人います。

軍人である軍医は、民主化の進む大学に簡単には戻れなかったのですが、軍属だった技師たちは、ほとんどが大学に戻りました。大学別に東大（田宮猛雄、小島三郎、福見秀雄、細谷省吾、安東洪次、緒方富雄、宮川正、所安夫）、京大（木村廉、正路倫之助、岡本耕造、湊正男、田部井和、内野仙治、浜田良雄、荘生規矩、笹川久吾、浜田稔）、東北大（岡本耕造、加藤陸奥雄）、名古屋大（小川透）、大阪大（藤野恒三郎、谷口典二、木下良順、大月明、岩田茂、渡辺栄）、東京工業大（河島千尋）、埼玉医大（宮川正）、慶応大（安東清、児玉鴻、早川清、三井但夫）、金沢大（戸田正三、石川太刀雄、谷友次、斉藤幸一郎）、京都府立医大（吉村寿人）、大阪市大（田中英雄）、大阪医科大（山中太木）、兵庫医大（田部井和）、名古屋市大（内野仙

治、小川透)、信州大(野田金次郎、田崎忠勝)、三重大(潮風末雄)、大阪教育大(篠田統)、岡山大(妹尾左和丸)、九州大(山田泰)、長崎大(青木義勇)、長崎医大(林一郎、斉藤幸一郎)、熊本大(園口忠男、山田秀一、久保久雄)、久留米大(稗田憲太郎)、熊本医大(波多野輔久)、順天堂大(小酒井望、土屋毅)、日本歯科大(広木彦吉)、昭和薬科大(草味正夫)、帝京大(所安夫)、東京水産大(安川＝関根隆)、防衛医大(増田美保)等々、多くの名が挙げられます。

こうした人々は、サムスのPHWと戦後厚生省の双方に協力し、占領期の医療制度改革・福祉改革の助言者・顧問、各種委員会・審議会の委員になって医学界の権威となり、「白い巨塔」を支配していきます。

その他に、731部隊ペスト防疫隊長であった長友浪男が、厚生省で優生保護法を担当し、北海道衛生部長から副知事まで上り詰め、強制不妊手術を全国に広めるのを頂点にして、文部省に入る植村肇、横浜市衛生局長になる山田秀一、岩手県繭検定所長となる松田達雄らは公務員になります(加藤「731部隊員・長友浪男軍医少佐の戦中・戦後」『15年戦争と日本の医学医療研究雑誌』19巻2号、2019年)。

## 石井四郎らはサムスの特例で公職追放を逃れ病院勤務・開業医へ

第四のルートは、病院勤務医・開業医です。戦後の医師法改正によっても、戦前の医学博士の学位や医師資格は有効でした。戦後の日本は、圧倒的に医師が不足していました。そのために、医師を新制医学教育で育てるだけでは足りなかったのです。陸軍病院・海軍病院を国立病院にしても、圧倒的に医師が不足していました。

そこで当時、軍人で少尉以上だった将校はすべて公職追放されたのですが、軍医についてだけは、サムス准将が自伝の中で誇らしげに述べているように、マッカーサー元帥とGS（民政局）ホイットニー少将に願い出て、軍医の中佐以下（中佐、少佐、大尉、中尉、少尉）は公職追放の特例扱いとし、国公立病院に勤務してもいいということにしました。それで日本の医療と日本人の健康を救った、といいます。

この病院勤務・開業医が、731部隊の四つ目の復権ルートで、大変多いのです。石井四郎・増田知貞・菊池斉・太田澄・内藤良一、二木秀雄ら軍医将校だった幹部たちは、だいたい開業医になります。国立東京第一病院の大塚憲二郎、大阪日赤病院の工藤忠雄、国立岡山療養所の小坂愿、東京都立母子保健院の平山辰夫、国立都城病院の篠原岩助、県立都城病院の宮原光則、銚子市立病院の鈴木壌らは、国公立病院に職を得ました。

そのほか幹部隊友会「精魂会」名簿など各種名簿をも参照すると、高橋正彦、江口豊継、野口圭一、伊藤文夫、景山杏祐、加藤真一、可知栄、貴宝院秋雄、倉内喜久雄、児玉鴻、隈元国夫、高橋伝、竹広登、巽庄司、田中淳雄、中田秋市、中野信雄、夏目亦三郎、野呂文彦、早川清、羽山良雄、肥野藤信三、樋渡喜一、北条円了、細谷博、松下元、三留光男、平山忠行、高

橋僧、池田苗夫、渡辺康、渡辺栄、小林勝三、大石一朗、三木良英、中野新らが、開業医ないし病院勤務医になりました。

ソ連のハバロフスク細菌戦裁判の被告だった川島清は、一九五六年帰国後に千葉県八街市少年院医師、西俊英は東京で開業医になりました。中国瀋陽裁判被告の榊原秀夫は、山口県で病院勤務医になったようです。

## ミドリ十字など医療ビジネス、薬事産業参入

第五のルートは、医薬産業・医療ビジネスです。731部隊には、薬学博士もいますし、獣医学博士・理学博士・農学博士もいました。薬品や検査機器など医療機器も、最新設備で膨大に持っていました。特に細菌爆弾を製造した日本特殊工業の宮本光一らは、731部隊に寄生して大儲けをしました。陸軍軍医学校の中心であった内藤良一は、戦後は一時期東芝生物理化学研究所新潟支部長を務め、郷里の京都に戻り小児科医をしてから、二木秀雄・宮本光一と共に、1950年日本ブラッドバンクを創設します。後のミドリ十字です。

武田薬品研究部長となった金沢謙一、日本製薬の国行昌頼、興和薬品の山内忠重、日本医薬工場長の若松有次郎（100部隊長）らは、製薬業界に入りました。鈴木重雄（後に精魂会事務局）の東京衛材研究所、早川清の早川予防衛生研究所、八木沢行正の抗生物質協会、目黒正彦・康雄の目黒研究所、加藤勝也の名古屋公衆医学研究所なども、医薬業界の一部です。

そして、この業界は、もともと厚生省官僚の格好の天下り先で、東大教授等を経た医学者たちが、顧問などの名目で迎えられる民間就職先でした。731部隊関係でも、例えば大連支部長だった安東洪次は、伝研教授から武田薬品顧問となります。金子順一も、予研から武田薬品に入っています。

戦後出版業に転身し1955年には隊友会「精魂会」を作る、元731部隊結核班長二木秀雄は、46年時局雑誌『政界ジープ』創刊時から、医薬産業の広告取りでこうした医薬業界に手を広げました。また731部隊の重要な実験資材・機器納入業者であった日本特殊工業は、社長の宮本光一が石井四郎の隠蔽から免責までの陰のパトロンとなり、自宅・別宅を隠れ家や秘密会議用に提供して、幹部たちの戦後を援助してきました。

今日731部隊の戦後の象徴とされる日本ブラッドバンク創設からミドリ十字、薬害エイズ事件にいたる流れは、この医療ビジネスに関わった内藤良一、二木秀雄、宮本光一の発案によるものでした。その設立時株主名簿には、野口圭一、太田澄、佐藤重雄、石川太刀雄、星野隆一、谷友次ら731部隊関係者がいます。ミドリ十字は、後に東京プラント所長・役員になる北野政次、京都プラント所長・役員になる大田黒猪一郎、陸上自衛隊衛生学校と兼任でミドリ十字に関わる園口忠男らを迎え入れ、医学者・医師として立ち直った旧731部隊関係者の復権拠点、ネットワーク再建の核となります。

## 米軍406部隊とのつながり、永寿病院の倉内喜久雄、興和の山内忠重

そればかりではなくて、日本を占領した米軍の中に406細菌戦部隊があり、その研究所が横浜にありました。ここに100人ほどの日本人が使われていたといわれます。これが第六の復権ルートだった可能性があります。朝鮮戦争での生物戦に関わったと言われる米軍部隊です。

この米軍406細菌戦部隊と731部隊のはっきりしたつながりは、医学・医療用の実験動物です。埼玉県春日部の近くに731部隊でノミを培養するためのラット、マウスなどネズミを大量に納入していた村があり、その村で飼育されたネズミたちは、731部隊資材担当だった小林孝吉らが戦後に日本実験動物綜合研究所を作って、取引先を日本軍から米軍に乗り換え、米軍406部隊に納入され、使われました。

また、旧満鉄衛生研究所＝731部隊大連支部の支部長であった安東洪次は、日本人居留民にまじって引揚後、49年から武田薬品顧問、50年東大伝研教授となり、51年に日本実験動物学会を設立して初代会長をつとめました。54年定年退官後は実験動物中央研究所長・理事長・名誉所長、日本モンキーセンター理事となり、日本の実験動物の世界に君臨しました。

今回改めて、ようやく2018年に公開された731部隊隊員の1945年敗戦時「留守名簿」・中堅幹部部隊友会「精魂会名簿」1956・66・73年版などで調べると、2020年パンデミック第一波の東京における院内感染クラスターの中心で、感染者214人・死者43人を出した台東区永寿総合病院の創設者・倉内喜久雄が、1955年精魂会結成に加わった731部

隊員でした。

倉内喜久雄は、慶応大学医学部で1932年「ペストに関する研究」で医学博士号を取り、北里研究所・慶大医関係者が多かった731部隊大連支部で、安東洪次支部長・春日忠善らとペスト菌研究をしていました。戦後厚生省衛生局防疫課嘱託を経て、東京上野駅近くの永寿病院・永寿総合病院の前身となる「社団法人ライフ・エクステンション倶楽部」を1953年に設立、老人医療と人間ドックで急成長しました。戦後も倉内は雑誌『高令医学』などに医学論文を発表しています。永寿病院の医師は慶応大学医学部・慶応病院出身者が多く、メディアでは大きく取り上げられなかった慶応病院の新型コロナの院内感染は、系列下の永寿総合病院関係者との濃厚接触が原因でした。

「精魂会」1956年隊友会名簿での永寿病院関係者は「倉内喜久雄　永寿病院長」だけでしたが、1966年・73年名簿には「川上益　永寿病院主事」「川上清一　永寿病院技術員」が加わり、3人の731部隊関係者が、永寿総合病院の礎を作ったことがわかります（小池新「コロナ禍で浮かび上がる感染研、永寿総合病院と『731部隊』の数奇な縁」文春オンライン4月17日、をも参照）。

「アベノマスク」466億円の政府発注先の一つ「興和」に関わった山内忠重も、731部隊関係者でした。「興和」は、もともと1894年に愛知県の綿布問屋として出発しますが、戦後に医学・化学分野に進出し、「繊維・機械・建材などの輸出入や三国間貿易を行う商社機能と、医薬品・医療用機器・環境・省エネ関連製品などのメーカー機能」を合わせもつ、綜合メーカーになりました。その医学医療・薬品メーカーへの転身にあたって、山内忠重が重要な役割を果たしたようです。山内は、もともと金沢医大薬専（現金沢大学薬学類）卒の薬剤将校で、平房731部隊・南京1644部隊を経て、1945年敗戦時は陸軍衛生材料本廠研究部長・薬剤中佐でした。戦後興和に迎えられ、取締役・東京研究所長をつとめました。これがマスク製造にどう関わるかは定かではありませんが、731部隊と陸軍衛生材料供給のネットワークが、「興和」の戦後の飛躍に役立ったことはまちがいないでしょう。

つまり、医学・医療機関ばかりでなく、薬害エイズのミドリ十字のような戦後の医療機器・医薬品産業、検査機器や衛生材料の世界にも、旧731部隊の亡霊が深くネットワークを根付かせてきたと考えられます。

## 「感染症ムラ」「ワクチン村」に関係した旧731部隊の伝統

私は、こうした旧731部隊に発する戦後ネットワークを、獣医学や自衛隊・医療メディアをも加えて「ワクチン村」と言ってきました。私の言う「ワクチン村」とは、安倍内閣の「健康・医療戦略」予算に群がる、医・薬・獣医学研究者、ウィルス研究機関、医薬産業、厚生労働省健康・医療部局、それに自衛隊衛生科、医療衛生機器メーカー、医療メディアを含む、利益協同体のことです。

その中心は、首相官邸の健康・医療戦略室、健康・医療戦略推進本部です。もともと医師・病院を監督する厚労省でも、科学技術研究を担う文部科学省でもなく、アベノミクスの「成長戦略」を推進する経済産業省主導でつくられたものです。高齢化に伴う福祉・医療経費増大コストを最小限にし、健康・医療システムを再編・効率化し、２０１３年６月に「日本再興戦略」の一環として「健康・医療戦略」を策定、そのもとで「医療分野の研究開発に関する総合戦略」を立案しました。

20世紀日本で官僚制の中核にあった旧大蔵省＝財務省は、首相官邸の幹部官僚人事の独占的掌握と森友学園国有地払下げ文書改竄、事務次官セクハラ事件などで相対的地位が低下し、安倍内閣の首相官邸内では、旧通産省＝経済産業省出身官僚の力が強まっていました。首相秘書官兼補佐官今井尚哉や首相のスピーチライター秘書官佐伯耕三の台頭が目立ちます。

その経産省主導の「日本再興戦略」とは、デジタル化・ロボット化の第4次産業革命、人工知能ＡＩや自動走行の「Society 5.0」を柱とする、グローバル経済下の国際競争に対処する成長戦略で、原発再稼働・原子炉輸出や新幹線輸出で突破口を開こうとしました。それに従属する「健康・医療戦略」とは、端的に「世界最先端の医療技術の開発」「健康・医療分野に係る産業を戦略産業として育成し、経済成長へ」です。そこに乏しい研究予算を重点的に国策として投入しました。既存の高齢者対策・感染症対策は厚生労働省・国立研究機関・大学病院・医師会等に任せて、「法人化」「効率化」の名で、予算・要員を削減してきました。健康・医療領域における「選択と集中」、新自由主義とアベノミクスの戦略です。

私のこうした研究の流れからすると、医療ガバナンス研究所理事長・上昌広医師の「帝国陸海軍の『亡霊』が支配する新型コロナ『専門家会議』に物申す」（上）（下）という論文（Foresight 2020年3月5日）は、大変役にたつものでした。上昌広医師は、テレビや国会で「なぜPCR検査を早期に広く実施しないのか」と鋭い論陣を張っているため、時にその先鋭な主張が論争や毀誉褒貶を招きますが、この論文は、安倍首相官邸と厚生労働省が依拠した「専門家会議」、その中心である「国立感染症研究所」のPCR検査独占、民間医療機関・検査機関を軽視し忌諱する根拠を、歴史的に読み解くものでした。

上医師は、原子力発電に群がった「原子力ムラ」になぞらえて、医・薬・官の「医療ムラ」とよびます（『医療詐欺』講談社新書2014年）。これは、私の「ワクチン村」とオーバーラップするもので、最近は「感染症ムラ」という言葉も用いています（「資金と情報を独占する『感染症ムラ』新型コロナウイルスと臨床研究」時事ドットコム7月26日）。日本の「医療崩壊」が、1980年代厚生省の老人医療費削減政策に始まり、21世紀に医療従事者削減・病院再統合・ベッド数削減まで進んできたことは、上医師の『病院は東京から破綻する』（朝日新聞出版2017年）他の著書や、ウェブ上の諸論文で、詳しく展開されています。

## 上昌広医師の「専門家会議」への歴史的批判

上昌広医師は、日本で感染が始まった早い段階で、「帝国陸海軍の『亡霊』が支配する新型コロナ『専門家会議』に物申す」上下を発表し、その後も同誌上で、「『医系技官』が狂わせた日本の『新型コロナ』対策」上下（5月14日）、「『感染症ムラ』解体せねば『日本医療』に明日はない」（6月8日）、「新型コロナ『ワクチン』『治療薬』開発はなぜ進展しないのか」（7月3日）と、政府の感染症対策を多角的に問題にし、731部隊の流れをひく「専門家会議」に依存する感染対策に、警告を発してきました。

上医師は、最初の「帝国陸海軍の『亡霊』」論文で、読み解く鍵は、①国立感染症研究所（感染研）、②東京大学医科学研究所（医科研）、③国立国際医療研究センター（医療センター）、そして④東京慈恵会医科大学（慈恵医大）の4施設だといいます。「政府が設置した『新型コロナウイルス感染症対策専門家会議』は12名のメンバーで構成されるが、日本医師会、日本感染症学会、公益を代表する弁護士などを除くと、残る9人中8人」が4施設の関係者だ、とまずは「専門家会議」の構成を問題にします。

このメンバー構成から、上昌広医師はいいます。

「座長の脇田隆字氏は感染研の所長、鈴木基氏は感染研感染症疫学センター長、さらに岡部信彦・川崎市健康安全研究所所長は元感染研感染症情報センター長だ。河岡義裕氏と武藤

新型コロナウイルス感染症対策専門家会議

| | | |
|---|---|---|
| 座長 | 脇田隆字 | 国立感染症研究所所長 |
| 副座長 | 尾身茂 | 独立行政法人地域医療機能推進機構理事長 |
| 構成員 | 岡部信彦 | 川崎市健康安全研究所所長 |
| | 押谷仁 | 東北大学大学院医学系研究科微生物分野教授 |
| | 釜萢敏 | 公益社団法人日本医師会常任理事 |
| | 河岡義裕 | 東京大学医科学研究所感染症国際研究センター長 |
| | 川名明彦 | 防衛医科大学内科学講座（感染症・呼吸器）教授 |
| | 鈴木基 | 国立感染症研究所感染症疫学センター長 |
| | 舘田一博 | 東邦大学微生物・感染症学講座教授 |
| | 中山ひとみ | 霞ヶ関総合法律事務所弁護士 |
| | 武藤香織 | 東京大学医科学研究所公共政策研究分野教授 |
| | 吉田正樹 | 東京慈恵会医科大学感染症制御科教授 |

新型コロナウイルス感染症対策専門家会議の開催について

（令和2年2月14日 新型コロナウイルス 感染症対策本部決定）

1　新型コロナウイルス感染症対策本部の下、新型コロナウイルス感染症の対策について医学的な見地から助言等を行うため、新型コロナウイルス感染症対策専門家会議（以下「専門家会議」という。）を開催する。

2　専門家会議の構成員は、別紙のとおりとする。ただし、座長は、必要に応じ、その他関係者の出席を求めることができる。

3　専門家会議の庶務は、厚生労働省等関係行政機関の協力を得て、内閣官房において処理する。

4　前各項に定めるもののほか、専門家会議の運営に関する事項その他必要な事項は、座長が定める。

出典：首相官邸 HP、2020年2月14日

香織氏は医科研教授、川名明彦・防衛医科大学教授は医療センターの元国際疾病センター医長で、尾身茂・独立行政法人地域医療機能推進機構理事長は元医系技官だ。医療センターを統括するのは厚生労働省で、医系技官が現役出向している。さらに、吉田正樹氏は慈恵医大教授で、岡部氏も慈恵医大の同窓だ。この4組織と無関係の委員は、押谷仁・東北大学教授だけだ。珍しいことに、委員の中に東京大学医学部出身者がいない。政府の医療の専門家会議で、東大医学部卒が皆無なのは極めて珍しい。」

そのうえで、2020年2月13日の第8回新型コロナウイルス感染症対策本部会議と、この会議に出された「新型コロナウイルス（COVID-19）の研究開発について」という資料を問題にします。

「この資料によると、緊急対策として総額19・8億円が措置されている。内訳は、感染研に9・8億円、日本医療研究開発機構（AMED）に4・6億円、厚労科研に5・4億円だ。資料には、AMEDや厚労科研を介した委託先の名前と金額も書かれている。感染研は上記と合わせて12・2億円、医療センター3・5億円、医科研1・5億円だ。さらに感染研と医科研で9000万円だ。総額18・1億円で、予算の91％を占める。予算を決めるのも、執行するのも同じ人ということになる。この資料の目次には、『資料3　健康・医療戦略室提出資料』と書かれている。その『健康・医療戦略室』を仕切るのは、国土交通省OBの和泉洋人室長（首相補佐官）と、医系技官の大坪寛子次長だ。最近、週刊誌を騒がせているコンビが、この予算を主導したことになる。」

そして、「なぜ、このようなグループが仕切るのだろうか。背景には、歴史的な経緯、特に帝国陸海軍が関係する。一体、どういうことだろうか」と歴史を振り返ります。

「まずは感染研だ。その前身は、戦後の1947年に設立された『国立予防衛生研究所』（予研）である。予研は戦後、GHQ（連合国軍総司令部）の指示により、『伝染病研究所』（伝研）から分離・独立した。伝研は現在の医科研だ。……戦後、分離された感染研の幹部には、陸軍防疫部隊（関東軍防疫給水部＝731部隊）の関係者が名を連ねた。……専門家会議の委員に感染研と医科研の関係者が名を連ねているのは、このような歴史を受けてのことだ。医科研の河岡教授、武藤教授が東大医学部の出身ではなく、今回のメンバーに東大医学部の関係者がいないのも、このような背景が関係する。」

前述の私たちの731部隊研究と、重なります。

ています。

## 慈恵医大は海軍の流れ、国立病院は陸海軍病院から

上昌広医師の「Foresight」論文は、伝研→医科研、予研→感染研の流ればかりでなく、陸・海軍病院の多くが戦後の国立病院になり、慈恵医大は海軍の影響が強かったことも指摘しています。

「医療センターの前身は何だろう。新宿区戸山に位置することから想像できるかもしれないが、陸軍の施設だ。1868（明治元）年に設置された『兵隊假病院』に始まり、1936（昭和11）年には『東京第一陸軍病院』と改称された。つまり、帝国陸軍の中核病院だ。敗戦で帝国陸軍が解体されると、厚生省に移管され、『国立東京第一病院』に名称が変わった。そして1993年に『国立国際医療センター』となり、2010年に独立法人化され、現在に至る。医療センターに限らず、多くの国立病院の前身は陸海軍の医療機関だ。……軍医療機関は、戦後の日本医療の救世主だった。敗戦直後、日本の病院の大半は戦災によって破壊され、機能不全に陥っていた。GHQは、まず占領軍が使用する優良医療施設を確保し、次いで、日本国民の医療提供体制を考える必要があった。手をつけたのは、陸海軍が保有する医療機関の厚生省への移管だった。この際、全国146の軍施設が国立病院、国立療養所となったわけだが、注目すべきは、建物も職員も従来のままで診療が継続されたことだ。つまり、病院自体の組織は陸海軍のままで、名称が軍病院から国立病院に変更されただけなの

だ。この影響が現在も残っている。感染症対策も例外ではない。」

その上で、慈恵医大は薩摩藩・海軍の系譜であることを詳しく述べ、「慈恵医大には、この伝統が生きている。国際保健、公衆衛生の分野に多くの人材を輩出している。世界保健機関（WHO）でシニアアドバイザーを務める進藤奈邦子氏は、慈恵医大の卒業生だ。英キングス・カレッジ・ロンドン・セント・トーマス病院などで研修後、感染研に就職。2002年からWHOに勤務している。慈恵医大らしいキャリアだ。このように考えると、今回の専門家会議のメンバーは、帝国陸海軍と関わりが深い組織の関係者で占められていることがわかる」としています。

## データの独占と国産ワクチン開発こそ厚労省医系技官・感染研の狙い

では、なぜ未だに旧日本軍の伝統が感染対策に重宝されるのでしょうか？　上昌広医師によれば、問題は、この帝国軍隊防疫の伝統が、今回の感染症対策、とりわけPCR検査の抑制とデータの独占、国産ワクチン開発に受け継がれていることです。

「彼らと普通の臨床医の違いはなんだろうか。私は、『情報開示への姿勢』だと思う。敵軍と対峙することが前提である軍隊には、情報開示は求められない。……軍隊のもう一つの特徴が、自前主義だ。軍医の立場になれば、治療薬やワクチンは自前で調達しなければならない。その影響は現在も残っている。たとえば、インフルエンザワクチンの製造だ。ワクチンの確保は軍隊にとって重要課題だ。帝国陸海軍は『伝染病研究所』（伝研）と協力して、ワクチンを確保した。」

そのうえで、上医師は、「専門家会議」の科学者たちと政治家の関係を問題にします。

「安倍官邸は医療の素人であり、医療についてはわからない。今回の対策を仕切ってきたのは、感染研・医系技官・医科研・慈恵医大のカルテットだ。安倍政権が介入しようとすれば、『専門家の意見を聞かない』と反発する。……現在も、ワクチンの製造・供給体制は、他の薬剤とは全く違う。数社の国内メーカーと『国立感染症研究所』（感染研）が協力する『オールジャパン』体制だ。通常の薬剤は、製薬企業が開発し、臨床試験の結果などを厚生労働省および『医薬品医療機器総合機構』（ＰＭＤＡ）に提出する。当局は提出されたデータを分析し、承認するか否か決める。その際、製薬企業の国籍は問われない。最近は国際共同で治験が行われることが多い。インフルエンザワクチンの開発は違う。毎年、感染研が海外からウイルス株を入手し、数社の国内メーカーに配布する。次に、各メーカーの培養結果を感染研がとりまとめ、最適な株を国内メーカーに配布する。そして、メーカーはワクチンを製造し、感染研が最終的な評価を下す。感染研には、その対価として施設設備費や試験研究費という形で税金が投入される。……通常の医薬品が、処方量に応じて、医療機関から卸を介して製薬企業に対価が支払われるのとは違う。だからこそ、処方量を増やしてほしい製薬企業が顧客である医師の機嫌を伺うのに対し、感染研は医師より、政府や与党を気にするようになる。」

もっとも2020年の国際的なワクチン開発競争では、日本はそもそも基礎データが少なく、「国産ワクチン」は絶望的です。米英中露などの研究・開発が先行し、延期されたオリンピックのためにも早くワクチン接種を開始したい厚労省は、結局英国オックスフォード大学と製薬大手アストラゼネカや米国ファイザー社からの輸入に頼ることになりそうです（前田雅樹「新型コロナウイルス感染症（COVID-19）の治療薬・ワクチンの開発動向・まとめ」Answers News 8月7日）。

## 「いのちよりデータの独占」の厚労省方針は「人体実験」

上医師の告発は、厚労省主導のPCR検査とデータ独占を「人体実験」としても問題にします。いうまでもなく人体実験とは、関東軍防疫給水部731部隊が、旧満洲国で抗日活動を理由に捕まえた中国人・ロシア人・朝鮮人捕虜など数千人を、「マルタ」と称して生きたままで細菌戦の実験に使ったものでした。その医学的には貴重な生体実験データを米国軍に提供することで、731部隊の医師・医学者たちは、戦犯にならず、公職追放も逃れて、戦後の医学・医療界に生き延び君臨してきました。

「新型コロナウイルス対策でも同じことが起こっている。その象徴が遺伝子検査（PCR）だ。多くの医師・患者がPCRを希望したが、相談窓口の保健所で断られた。このことは国会でも取り上げられ、社会問題となった。世間の批判に曝された厚労省は、2月18日から、1日あたりのPCR実施数を3800人に増やすと発表したが、1週間後の25日時点の検査総数は1017人で、前日から104人しか増えていなかった。韓国は1日あたり5000人の検査体制を構築し、26日午前9時時点で4万5008人が検査を終えていた。……なぜ、日本のPCR件数が少ないのだろうか。……検査数が増えれば感染研の処理能力を超えるからだろう。……PCR検査で新型コロナウイルス感染の診断をつけても、データを集めるという意味では意義があるが、患者にとっては無益だ。専門家の提案に従った厚労省の方針は、まさに『人体実験』といっていい代物だ。なぜ、このような異様な提言が専門家会議で罷り通るのだろう。それは、新型コロナウイルス感染が拡大し、多くのPCR検査を求められれば、やがて感染研では対応できなくなるからだ。1日に何万件もの臨床検体を取り扱い、事務手続きや会計処理をするのは、民間検査会社でなければ不可能だ。検査希望者が増えれば、

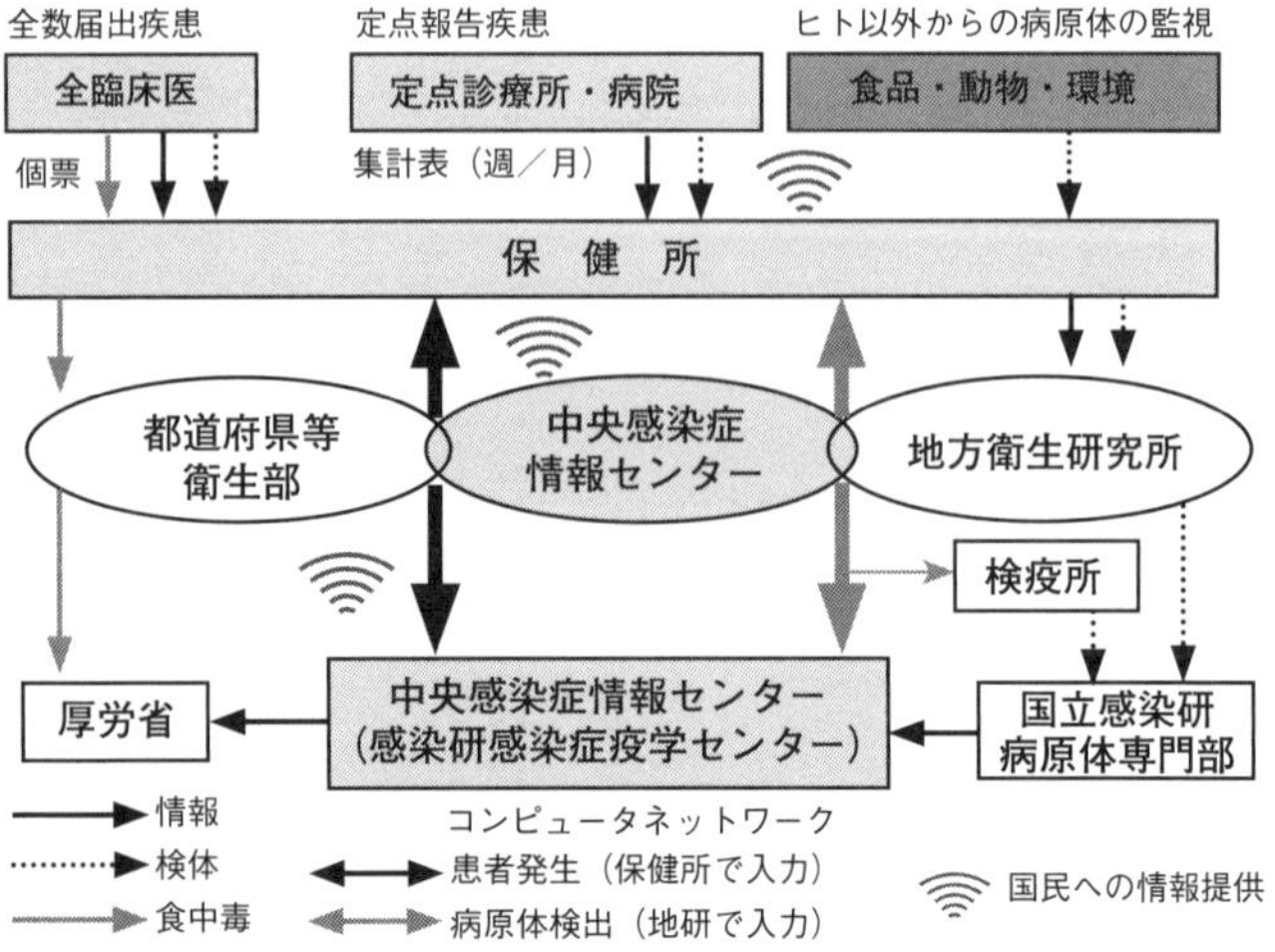


感染症サーベイランス（患者情報・病原体）体制

出典：厚生労働省 HP
小澤邦寿（群馬県衛生環境研究所所長）作成（2010 年 5 月）

やがて彼らがコントロールできない状況になる。」

以上、やや長く引用しましたが、上昌広医師に従うならば、ＰＣＲ検査を国立感染症研究所—地方衛生研究所—保健所の「行政検査」ルートで一元的に扱い、そのデータを独占することこそが、厚生労働省「医系技官」と「専門家会議」の感染対策の生命線だったことになります。

## 「ワクチン村」に寄生する医学者・獣医学者・製薬産業

私の調べでは、現代日本でゲノム医療を推進する大坪寛子は、内閣官房付の厚労省審議官として、日本医療研究開発機構（ＡＭＥＤ）・医療情報基盤担当室の室長も兼任しました。そこで出された、2020年日本医療研究開発大賞の「健康・医療戦略担当大臣賞」には、731部隊研究では細菌戦・人体実験の後継組織として知られる公益財団法人「実験動物中央研究所」が選ばれました。

受賞理由に、「1952年創設以来、実験動物の飼育技術の確立、動物の品質管理研究を行い、日本の実験動物学の発展に大きく寄与。また、臨床と基礎を結ぶトランスレーショナル研究のための動物実験系の開発と提供を行い、インビボ実験医学という科学領域を確立」とあります。朝鮮戦争時の実験動物中央研創設者は、731部隊大連支部長で、帰国後東大伝研教授・武田薬品顧問であった安東洪次でした。彼は、米軍406細菌戦部隊とも深い関係がありました。

その「人体実験」のとばっちりが、政府の後手後手の対応と、「日本列島のクルーズ船化」でした。つまり、海外からの検疫・「水際作戦」・感染者隔離に資源と人員を割いている内に、国内市中感染が拡大し、爆発的拡大の恐れがあったのに、医療用マスク・防護服・人工呼吸器も、隔離病棟・集中治療室（ICU）・ベッド数も整わず、院内感染まで招いて、医療崩壊寸前まで行きました。大人の満員電車をそのままにしたまま、官房長官にも文部科学大臣にもはからず安倍首相が独断で採った策が、今井尚哉秘書官思いつきの全国一斉休校でした。それに不満が強まると、いまだ入手できないマスクや消毒液の供給をそのままに、児童生徒には手作りマスクを奨励しての新学期開始でした。

何よりも、生活補償も休業補償も認めないまま「自粛」要請を繰り返し、他国に比すれば予算の使い方も最悪の「緊急対策」でした。あいかわらずPCR検査「帰国者・接触者相談センター」仕分けでは、軽症者や無症状者への疫学調査が進んでいませんから、実態もつかめません。すでに感染爆発した欧米諸国に学んだ医療崩壊対策、医療従事者救済策も、時間的には準備できたはずなのに、きわめて不十分です。感染患者を扱った病院の経営が苦しくなり、コロナ以外の病院患者も十分な医療を受けられませんでした。

安倍首相は、年頭会見の目玉であった東京オリンピック開催にこだわり続けて、感染者数を低めに小出しできたものが、オリンピックが「中止」ではなく「1年延期」となった途端に、大都市でのPCR感染認定者数が急増し、緊急事態宣言が出されました。しかも、国会・記者会見嫌いの知性なき安倍首相は、今井補佐官等官邸官僚任せの危機感なき応急手当で、その夫人は「3密」満載の芸能人との花見でした。

日本列島は、世界のパンデミックの海に漂流する、奇妙なクルーズ船になりました。新自由主義の「成長戦略」優先と、アベノミクス「自己責任」論が生んだ、究極の人体実験が続きます。

# 5 官邸官僚主導のアベノマスクの悲喜劇

## アベノミクスの障害物となった新型コロナウィルス

安倍晋三首相は、中国・武漢から始まった新型ウィルス感染を、当初は「対岸の火事」とみなしていました。それも、春節という日本の正月に当たる中国人大移動による国内拡散で、中国政府の「武漢封鎖・強制隔離」は共産党独裁ならではの人権無視だと、攻撃材料とみなしていた形跡があります。日本のメディアの多くも、もちろん反中ネトウヨサイトも、「コウモリまで食べる不潔な野蛮国」中国ならではの問題にしていました。

日本の初動は、武漢・湖北省滞在自国民保護と、豪華クルーズ船の各国セレブ客隔離のみで、やりすごそうとしました。安倍首相の危機感は、桜を見る会や検察問題での国会野党対応にあり、感染症は官邸・厚労省の「健康・医療戦略」担当官僚任せでした。そのため、中国・武漢在留日本人のチャーター機での帰国と検疫・隔離は素早く行われましたが、4月に習近平国家主席の国賓来日の政治日程を控えていて、インバウンド観光のドル箱である中国との出入国制限はできず、武漢・湖北省以外の中国との往来も自由でした。

4月末にようやく決まった緊急第一次補正予算の性格は、「日本モデル」の経済主義的性格を、よく示しています。ＰＣＲ検査拡大のための直接予算は、わずか49億円。本予算の病床削減予算84億円の半分で、かの「アベノマスク」466億円の9分の1です。その算定根拠は、3月段階でのＰＣＲ検査実績＝一日1500人が継続するという前提でした。「4日間37度5分以上の発熱」というＰＣＲ検査の「目安」、保健所―地方衛生研究所―感染研という「帰国者・接触者相談センター」ルートが、依然として主流でした。

多くの国民が、家賃や明日の食事で困っているときに、一人10万円の一時金で黙らせ、手続きの煩雑な雇用調整助成金や融資枠の拡大で乗り切ろうとする、お粗末な緊急経済対策です。その上、いつ使えるか分からない収束後の「Ｖ字型回復」目当てのＧｏ Ｔｏキャンペーンには、1兆7000億円です。病院のマスク・防護服も、医療関係者・病院経営援助も、人工呼吸器やＥＣＭＯも緊急課題なのに、日本の感染症対策は、曖昧で不徹底、むしろ収束後の「集団免疫」ばかりを夢見ているようでした。まずは、医療従事・関係者や「自粛」体制を支えるエセンシャルワーカーズに、安心して働ける検査を実施すべきでした。

緊急対策の多くの説明に政府を代表するのは、3月6日から新型コロナ対策担当大臣になった西村康稔「経済再生大臣」でした。当初の主役であった「厚生労働大臣」加藤勝信が記者会見から消えて久しく、トップの首相は、経産省出身補佐官・秘書官の作った原稿を棒読みするだけという政治の鬱屈が、緊急事態解除後も続いています。ドイツのメルケル首相は、東独出身の自然科学者らしく国民に率直に訴え、ピント外れのトランプ米国大統領でさえ選挙民にアピールしようと必死ですが、日本の首相は、国会さえまともに開かず、新型コロナウィルスからは逃げ腰です。

その経産省出身官邸官僚主導の愚策の実例として、悪評だらけの「アベノマスク」446億円をとりあげましょう。当初は、4月1日に突然、安倍首相が全国全戸に2枚の布マスク配付を言い出し、世界から「エイプリル・フール」かと嘲笑されました、配付もまだ始まらないうちに、先行した「妊婦用布マスク」の不良品4万7000枚・全品回収のニュース（朝日新聞5月1日）が入り、その不良品仕分けに、感染対策の第一線で多忙な保健所の保健師が動員されたことまでわかりました。

また、その予算446億円の発注先に、731部隊山内忠重と関わる業界大手の「興和」のほかに、妊婦用不良品で明らかにされた福島県「ユースビオ」など、胡散臭い製造・納入業者・ブローカーが入っていたことも、明らかになりました。

## スウェーデンの集団免疫獲得政策は失敗

当初日本で一部の「専門家」の唱えていた「普通のインフルエンザ程度」「こどもは大丈夫」などというのは、誤りでした。感染経路・感染力や症状についてもケースが増えて、多数の臨

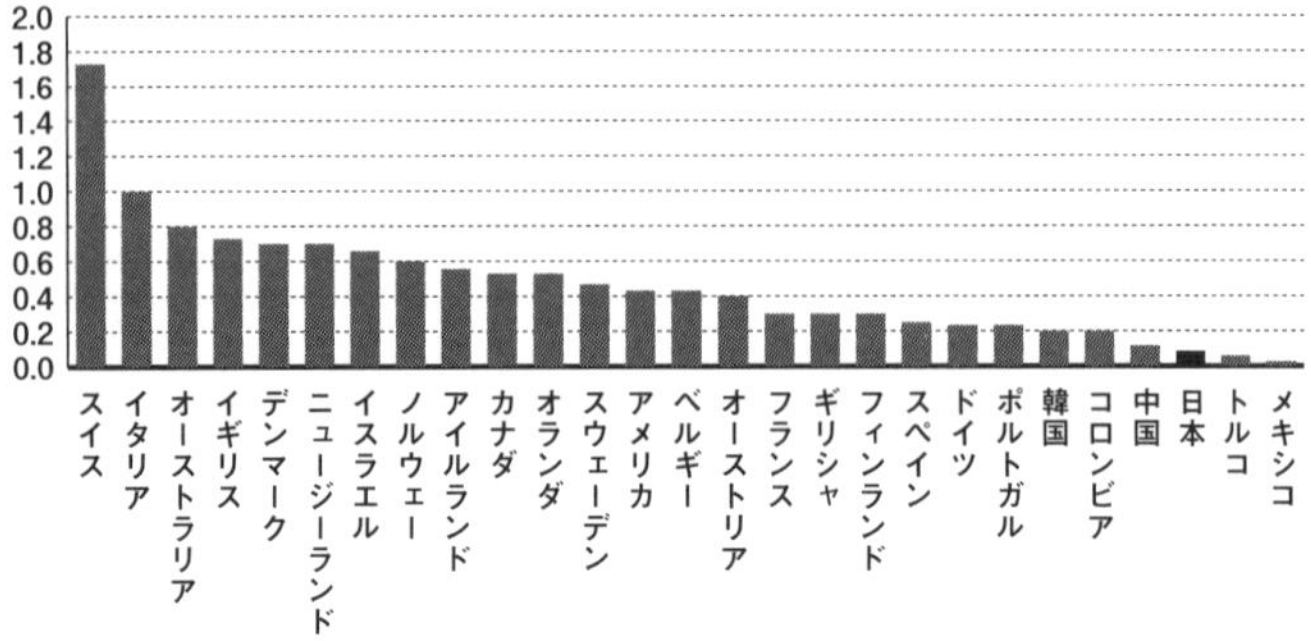


人口10万人あたりのCOVID-19関係論文数（国・地域別）
2020年6月3日現在

出典：PubMed（米国国立医学図書留）収載、国際連合の人口推計（2020年）
2020年6月3日作成山下えりか

床データ・論文が出ています。感染者の後遺症もわかってきました。これらが、これからの治療薬・ワクチン製造の競争につながります。ここでも日本は、クラスター対策にせいいっぱいで、まともな感染状況のデータを出せず、ＰＣＲ検査も極端に少ない、感染医療後進国であることを世界に示してしまいました。「日本モデル」を誇ろうにも、自国の感染データにもとづく世界への発信が、ミゼラブルです。

特措法にもとづく緊急事態宣言の発動と解除の基準もあいまいで、ひたすら国民に苦難を強いながら、医療体制の再構築さえ、十分にできませんでした。ＰＣＲ検査の不足と、検査を受けられる「目安」37度５分以上発熱４日間の変更を、国民や現場医療従事者の「誤解」のせいにした加藤勝信厚生労働大臣の厚顔無恥な発言（５月８日）が、今後必ずくるであろう第二波・第三波の見通しにも、暗雲を投げかけます。究極の「自己責任論」です。

世界的感染爆発は夏でも続き、ＷＨＯも警戒を緩めるきざしはありませんが、パンデミック第一波への対処の国民国家単位での進め方は、いくつかのパターンに分かれました。

最も極端なのは、北欧スウェーデンの「集団免疫獲得型」でした。人口１０００万人の福祉国家で、ロックダウン（都市封鎖）も学校閉鎖もなく、50人までならイベント・集会もできました。マスクもほとんどしません。経済社会活動を厳しく規制することなく、カフェもレストランも公園も開放していました。国民40％の集団免疫獲得をめざし、一時はすでに25％が免疫を得たとも言われましたが、その後の抗体検査では、せいぜい８％でした。６月に感染者は７万人以上が確認され、５０００人以上が死亡しています。死者の90％は、70歳以上の高齢者でした。１００万人あたりの死者数は５２２人で、隣国デンマークの１０４人、フィンランドの59人、ノルウェーの46人に比べ、北欧では突出した死者数でした（東京新聞６月21日、藻谷浩介「スウェーデンの集団免疫戦略は失敗か」（毎日新聞７月６日）、Newsweek 日本版８月11日ほか）。

スウェーデンの「集団免疫」は、高福祉・高負担で政府への信頼厚い小さな福祉国家ならではの、「命の選別」を伴う生き残り策でした。一時は感染対策と経済社会活動の両立モデルとして注目されましたが、６月には、政府と医療専門家からも「失敗」と判断されました。経済的にも、ＧＤＰ成長率は前年比６％マイナスと見込まれ、より厳しい検査と隔離、経済社会活動規制を素早く進めた隣国デンマークやノルウェーと、大きくかわりませんでした。

この間731部隊や断種法・優生思想を研究してきた私には、高齢者が犠牲になった「命の選別」の背景に、「健康で若く優秀な労働力のみを残す」という20世紀スウェーデン「優生学」の残像・影が見えました。スウェーデンでは、日本の優生保護法と同じく、1970年代まで、知的障がい者などへの強制不妊手術が行われていました（市野川容孝「北欧——福祉国家と優生学」米本昌平他『優生学と人間社会』講談社現代新書2000年、参照）。また逆に、ヨーロッパのロックダウンの効果が、どの程度に有効だったのかを検証する素材を与えたともいえます。

大国イギリス・アメリカでも、一度は「集団免疫」が口にされました。しかしすぐに専門家の批判が出て、大規模PCR検査・陽性者隔離、自由と人権の制限を伴うロックダウン・外出禁止・休職休業補償の「欧米型」に切り替えられました。初動が遅れたため、イタリア・スペイン・フランス等では感染爆発・医療崩壊を経験し、それでもワクチンも確かな治療法もない以上、まずは、大量の検査と隔離のいのち優先で感染ピークを抑え込み、徐々に自由を回復するしかありません。

このオーソドクスな「検査・隔離」を、初動の出入国管理や大量PCR検査で素早く発動し、最新医療技術・知見と情報技術・GPS追跡をも駆使して感染ピークを最小限に食い止めたのが、台湾・韓国で採られた「東アジア型」です。台湾のEマスク、韓国のドライブスルーPC

R検査などは、欧米でも学ぶべき成功モデルとされました。初動の隠蔽で失敗した中国も、大きな犠牲を払いながら「東アジア型」に乗り換えてピークを越え、いまや外出・移動を可能にし、5月22日には延期されていた全人代を開くまでになりました。

ただし、「東アジア型」でも、シンガポールのように、外国人労働者からの集団感染を抑え込めない例があり、いずれの国でも、外国からの帰国者・旅行者・ビジネスマン等から第二波・第三波の感染が避けられません。日本は、この「東アジア型」のなかで、肝心の「検査」が進まない異端国で劣等国でした。

パンデミック対策での医療先進国は、日本以外の東アジア、次いでヨーロッパのドイツ、落第国が「消毒液を飲め」など大言壮語だけのトランプのアメリカ、マスクをしないでボルソナロ大統領自身が感染したブラジルという、国際的評価が生まれています。これに、有効治療薬・ワクチン製造の競争が加わって、「コロナ後（AC＝After Corona）」の新しい世界地図が見えてくるでしょう。

## 日本では抑制されたPCR検査

日本のPCR検査抑制策は、世界から疑いの眼でみられました。東京大学保健センターがまとめた2020年5月10日現在の国際比較データでは、簡潔に、以下のように図示され、説明されています（http://www.hc.u-tokyo.ac.jp/covid-19/international/）。

表１　検査数（人数または実施検査数）2020 年５月10日

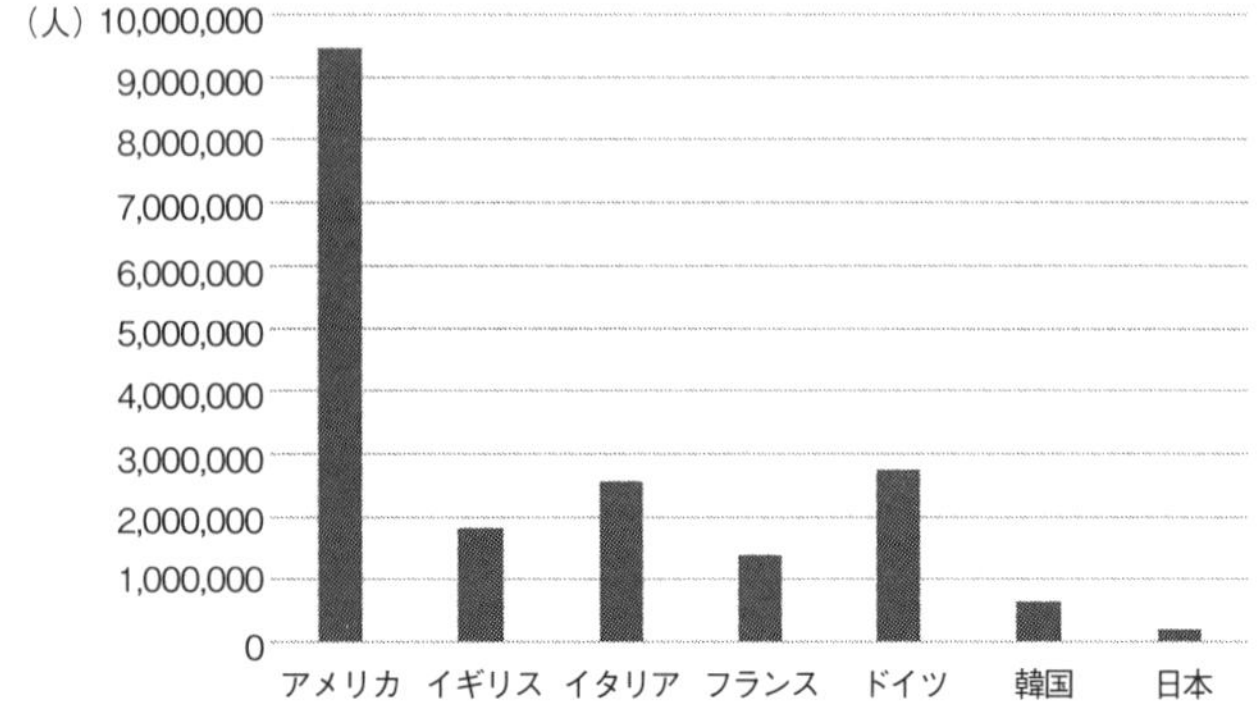


出典：東京大学保健センター「各国の比較」

「新型コロナウイルスは世界２１５の国、地域に広がりました。世界の感染者数は３９２万５８１５人となり新型コロナ感染症による死亡者は27万４４８８人となっています。日本は感染者数１万５７４７人であり、死亡者数６１３人となっています。（２０２０年５月10日）

２０２０年５月10日までに日本では21万４２５６人に対してＰＣＲ検査が行われました。１名に対し複数回ＰＣＲ検査が施行される場合があります。厚生労働省の報告では２月18日〜５月８日までの国内（国立感染症研究所、検疫所、地方衛生研究所・保健所等）におけるＰＣＲ検査の実施件数は、31万６１５０件です（暫定数）。各国が報告している検査数は検査をされた人の数を報告する国もあれば、実施件数を報告しているところもあります。よって、検査数と検査数に対する感染者数の割合を正確に比較することはできませんが、日本はＰＣＲ実施人数が大変少ないことが分かります。（表１）」

「日本では渡航歴や患者との接触歴などから、都道府県が必要と判断した場合に検査が実施されています。韓国は早期から広い範囲でＰＣＲ検査を施行しました。日本では新型コロナ感染が強く疑われる患者に対し検査を実施しているため、陽性の割合が高くなることが予想されますが、多数の検査を施行している欧米でも高くなっています。（表２）」

「現時点では日本は感染者数に対する死亡者数の割合を抑えられていることがわかります。（表３）しかしながら、検査を絞っている日本では無症状の感染者の数は正確に把握できません。日本は高齢者の割合が高いため、今後、新型コロナウイルスの感染が蔓延すると重篤化する人の割合や死に至る割合が高くなることが考えられます。他国では若者の死亡報告もありま

表２　検査数（人数または実施検査数）に対する感染者数 2020 年 5 月 10 日

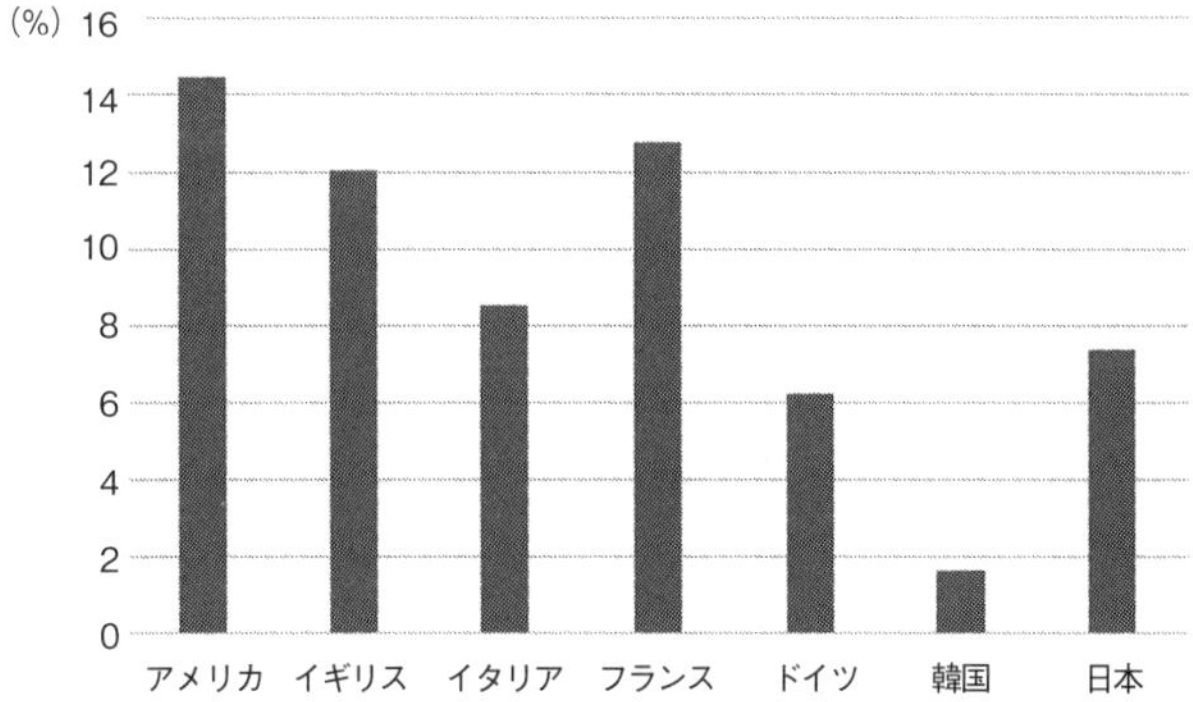


出典：東京大学保健センター「各国の比較」

表３　感染者数に対する死亡数の割合 2020 年 5 月 10 日

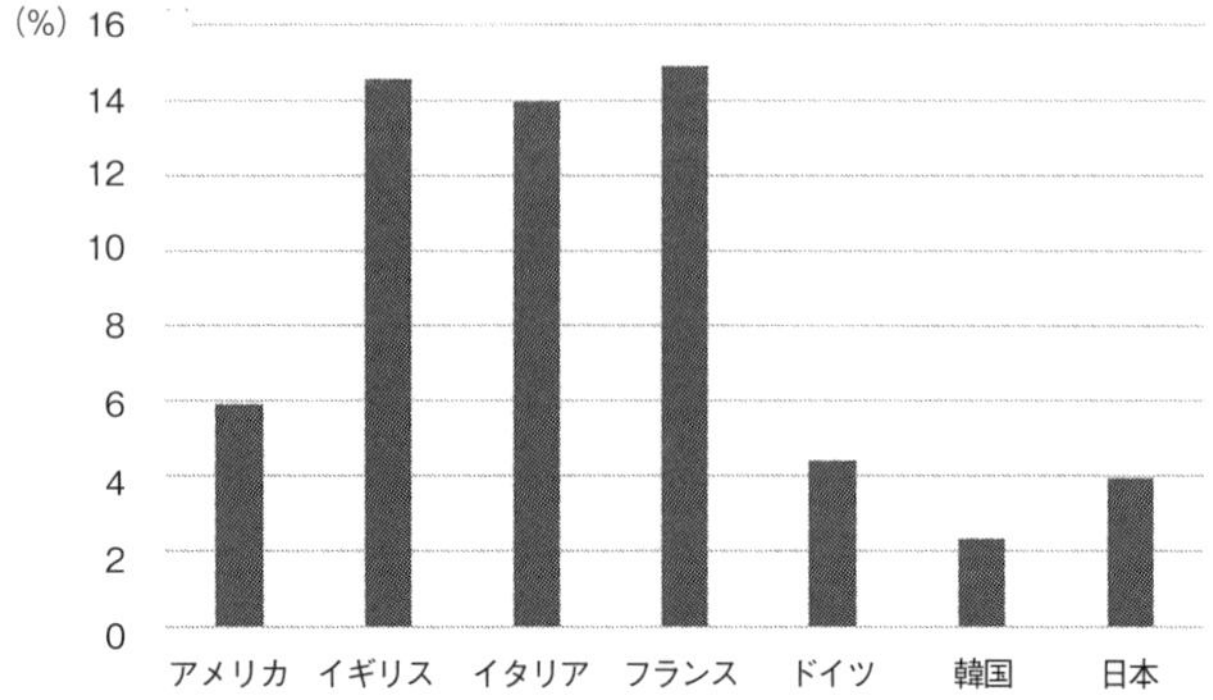


出典：東京大学保健センター「各国の比較」

す。自己の感染予防と他者への感染を防ぐ行動を継続することが必要です。」

ちなみに、以上の東大データから2か月経った、７月中旬のＰＣＲ検査の状況も、日本に限っては、ほとんど変わりません。上昌広医師によれば、「ＮＹ州は７５０カ所のＰＣＲセンターを整備しましたが、米国は１日５００万件の検査を掲げています。中国は人口２０００万人の北京市で感染が起きた時、８００万人にＰＣＲ検査をしました。日本は今、１日２万件弱で、東京はおそらく、１日２０００件ほど。８００万件と数万件ではケタが違います。ドイツは3月時点では日本と同様、１日１万件程度の検査体制でしたが、今は１日約18万件です」（日刊ゲンダイ7月14日）。

毎日新聞は、「ダイヤモンド・プリンセス」号対策の始まった「2月8日、感染研に専門家や厚労省担当者らが集まって開かれた新型コロナ対策会議で、先行きに対する懸念が示された。厚労省や感染研は民間検査会社や大学病院などにもPCR検査マニュアルを示し、実施を打診し始める。2月中旬以降、感染研が作った検査試薬も送付された。だが、事態は急には動かなかった。……全国の民間検査会社でのPCR検査は、2月18日から1カ月間でみると、最も多い日で149件。ゼロの日も8日あった。防護服やマスクが不足し、検体採取に踏み切れない状況も起きていた。……韓国も感染危機に直面していた。ただし2月の韓国のPCR検査件数は1日約8000件で日本のそれを大きく超えていた。韓国は中東呼吸器症候群（MERS）の感染対策を経験し、コロナウイルスに対応する試薬があり、大量の検査キットを用意できたという。日本には、そうした備えがなかった。民間検査会社関係者は、日本の医療産業基盤のもろさが露呈した。海外も感染に直面し、外国製の検査キットも入らなかった。官民一体となり大量に検査できる体制を早く構築すべきだった」と指摘しました（毎日新聞7月29日）。

## ついに東京にエピセンター、米軍基地にもクラスター出現

この軽症者や無症状感染者を放置した状態は、第一波が基本的に収束し、緊急事態宣言が解除された夏にも、続いていると思われます。事実東京では、7月に第二波かと思わせる、急速な感染者増、新宿などでエピセンター（感染集積地）出現がみられました。また日米地位協定で日本側関与が難しい、沖縄の米軍基地内でのクラスター発生という、当然に予見できた問題

も、顕在化しました。

これは、第一に、初動の政治的思惑込みのPCR検査抑制策・クラスター濃厚接触者優先検査、第二に、重症者・高齢者のみに絞っても対応できず医療崩壊寸前であった検査と隔離の準備不足、第三に、民間検査業者や大学病院を使うことを嫌った厚労相―感染研―地方衛生研―保健所の「行政検査」によるデータ独占体制、杜撰な報告体制、第四に、2009年に学ばずパンデミックに備えなかった検査機器、試薬、検査技師の圧倒的不足と技術革新・医療者養成の遅れ、第五に、他国で簡単に行える検査技術・体制を導入せず、旧来の法制度と手法に縛られた国産第一主義、PCR検査偽陽性の可能性や強制隔離・誤診での批判や訴訟を恐れた厚労省医系技官の伝統的保守主義――これらの全体が、日本の感染状況の実態を明らかにすることを阻み、手洗いとマスクに依拠した自己責任風「自粛」を余儀なくしたのです。無症状者・軽症者からの感染もありますから、韓国式のドライブスルー検査方式や、ドイツで始まった特定地域全員検査を広く採っていれば、経済社会活動再開にあたっても、恐怖と不安を軽減できたでしょう。

信頼できる感染データの不足、検査体制の未整備が、「アベノマスク」や「補償なき自粛・休業」、経済成長優先の社会活動再開を産み出したのは、ある種の逆説でした。つまり、日本における感染第一波は、徹頭徹尾アベノミクスと「健康・医療戦略」に導かれ、従属していたといえます。「専門家会議」は、その大枠内で、新型コロナウィルスへの医学的対応を任され、利用されたのです。

## マスクをめぐる国際政治と情報戦

マスクの新型コロナウィルスに対する感染防止機能は、完全ではありません。しかし、少なくとも他人への感染を最小限にとどめる、蔓延抑制効果はあります。アメリカのトランプ大統領やブラジルのボルソナロ大統領は、効果を否定し着用しませんが、WHOは推奨しています。欧米ロックダウンのもとでは、マスクをしない人の外出禁止や罰金刑さえありました。

マスク着用は、別に「日本文化」ではありません。もともとマスクは、古代ローマでも鉱山で働く人々の粉塵除けとして使われてきました。水の都ヴェネツイアの有名な仮面カーニバルの仮面は、この街を中世に幾度も襲ったペストのさいに、医師が顔面防護のために身につけたマスクを受け継いだといわれます。日本でも明治時代から、鉱工業で防塵マスクが使われてきました。

世界でも日本でも、感染症に対する衛生保健用に一般に広がったのは、1918―20年の「スペイン風邪」パンデミックでした。「スペイン風邪」は、もともとアメリカ発ですが、第一次世界大戦での戦線と兵士の移動ルートに乗って、世界を恐怖と不安のもとにおき、当時の世界人口の3分の1である5億人が感染したといわれます。

例えば2020年に、神奈川県大和市で「おもいやりマスク条例」が生まれましたが、10

0年前の1918年10月の「スペイン風邪」流行時に、米国サンフランシスコ市は、世界初の「マスク着用条例」を制定し、それに反対する市民の運動もありました。パンデミック時には、マスクは世界のどこでも使われます。戦時中は、毒ガスに対して防毒マスクが使われました。中国・韓国では、工場の煤煙や自動車の排気ガスから身体を守るために、日本では花粉症の人たちが、日常的にマスクをする習慣があります。普段はマスクを着ける習慣を持たない欧米の人たちに比べれば、東アジアでは、マスク着用に抵抗はないとも言えます。その中国ではSARS（重症急性呼吸器症候群）や鳥インフルエンザが、韓国ではMERS（中東呼吸器症候群）の感染流行の経験がありました。

2020年の新型コロナ禍でも、マスクは手洗いと共に、だれでもできる手頃な感染対策として定着しました。中国では1月から、新型コロナウィルス流行に伴うマスク不足が始まりました。それはやがて、パンデミックと共に、世界に広がりました。医療従事者用の多重フィルターマスクN95／KN95と、一般家庭用のサージカルマスク・ガーゼマスクは、市場は違いますが、世界的パンデミックには共に需要が供給を上回ります。2020年上半期には、世界的なマスク不足になりました。

国際的にも、医療用マスク（N95）市場で中国と拮抗する米国は、ウィルス発生源の問題、初期の情報隠蔽の問題と共に、中国の欧州・途上国向け「マスク外交」を非難し、「中国はWHOに圧力をかけて世界中のマスクや防護服を買い漁った?」（Newsweek 日本語版5月14

日）などと問題にしました。いち早く検疫・隔離・検査態勢を確立した台湾では、政府・マスク製造メーカー・ドラッグストアと市民をマスク管理アプリでネットワーク化し（「Ｅマスク」）、急速なマスク増産と輸出で、一時は世界第２位のマスク大国へと変貌しました。

## 日本のマスク文化は「スペイン風邪」以降

日本の感染者・死亡者が感染爆発した欧米に比べて少ないのは、「マスク文化」があるからだ、と言われることがあります。本当でしょうか。

日本で感染症予防にマスクをつけるようになったのは、１９１９年のいわゆる「スペイン風邪」流行以降です。確かに医療用以外で、たとえば花粉症に対しても使われるという意味では欧米に比して習慣になっていますが、必ずしも突出したことではありません。

日本のマスク市場では、医療用も含みますが、圧倒的生産シェアを持つ中国からの輸入が8割でした。そこにコロナウィルスの蔓延で、マスクの需要は一気に高まり、世界で奪い合いになりました。

日本の場合は、20世紀の布マスクやガーゼマスクは国産でしたが、21世紀に主流になった不織布マスクは輸入がほとんどでした。使い捨てマスクの原料となる不織布の生産は多いのですが、労賃の安い中国で製品を加工し輸入していました。国内のメーカーも、多くは海外生産で、中国との交通がストップすると、店頭には並ばなくなりました。

「対岸の火事」とみていた感染初期の日本では、マスクの供給は日本国内の需要ではなく、すでに工場をおいている中国で莫大な需要が生まれる、マスク産業のグローバルなビジネス・チャンスだったのです。ですから初期には、武漢市にマスクを送る美談も生まれました。それが一気に国内での「マスク・パニック」になりました。

実は2009年の新型インフルエンザ・パンデミックの際にも、2020年とそっくりの「マスク・パニック」がありました。2009年5月20日の朝日新聞は、「マスクが買えない、薬局空っぽ、ネットでは高値取引」と報じています。関西で市中感染が始まったばかりでしたが、「医療品メーカー大手の興和（東京）によると、5月上旬だけで例年の5月分の約40倍のマスクを出荷。従業員に残業を頼み、休日返上で生産を続けているが、『とても追いつかない』という。『季節はずれ』であることも事態を悪化させている。マスクは、風邪のはやる秋から花粉症対策の3月まで大量生産し、4、5月は端境期。工場のラインを休ませたり、工員を減らしたりして生産量を4分の1以下に落とす。急に増やそうにも、人も資材も確保しきれないのだ。メーカー41社が加盟する日本衛生材料工業連合会によると、マスクは国内で年間約20億枚消費されている。3月末で在庫が計1億枚あったが、現在はほぼない状態という」と報じられています。

## 厚労省のマスク対策、後手後手の軌跡

厚生労働省健康局結核感染症課は、厚労省としての新型コロナウィルス対策の、最前線にありました。新年1月6日に武漢から帰国した神奈川県の男性について、15日に陽性が確認されました。1月22日に最初の感染者について、「当該感染者は外出時にマスクを着用していたことを確認済み」「持続的なヒトからヒトへの感染の明らかな証拠はありません」「咳エチケットや手洗い等、通常の感染対策を行うことが重要」と広報し、「武漢市から帰国・入国される方におかれましては、咳や発熱等の症状がある場合には、マスクを着用するなどし、速やかに医療機関を受診していただきますよう、御協力をお願いします」と「武漢しばり」と「マスク着用」を関連づけていました。

風邪やインフルエンザの季節でしたが、新型ウィルスにもマスク不足にも、まだ危機感はみられませんでした。

その後、1月31日までに12例の感染が見つかりますが、内7例がすでに9692人が感染した中国の住人で、「対岸の火事」のままでした。2月5日にクルーズ船「ダイヤモンド・プリンセス」号で乗客10名の感染が確認されましたが、中国から武漢に加え湖北省からの入国者とチャーター機帰国者を含め、特別検疫・健康観察対象に加えただけでした。19名に増えた国内感染者にも、危機感は感じられませんでした。ウェブ上の広報には、「湖北省から帰国・入国される方あるいはこれらの方と接触された方におかれましては、咳や発熱等の症状がある場合

には、マスクを着用するなどし、事前に保健所へ連絡したうえで、受診していただきますよう、御協力をお願いします」とあります。

2月13日、政府は、何よりも「国民の命と健康を守ることを最優先に必要な対策は躊躇なく実行する」との方針のもと、帰国者等への支援、国内感染対策の強化、水際対策の強化、影響を受ける産業等への緊急対応などを柱とする「新型コロナウイルス感染症に関する緊急対応策」をとりまとめます。

これを受けて、2月21日以降、厚労省は医療機関や高齢者介護施設へのマスク優先放出のため、「新型コロナウイルスに関連した感染症の発生に伴うマスク・消毒用アルコール等の高齢者施設等への供給について」「都道府県等におけるマスク・消毒用アルコール等の備蓄に係る追加調査について（依頼）」等々が、厚生労働省老健局総務課認知症施策推進室、厚生労働省老健局高齢者支援課、厚生労働省老健局振興課、厚生労働省老健局老人保健課、厚生労働省医政局経済課（マスク等物資対策班）などから、次々に出されます。

また、3月10日、新型コロナウィルス感染症に新型インフルエンザ等対策特別措置法を適用するに伴い、「国内の感染拡大を防止するとともに、諸課題に適切に対処するため、感染拡大防止策と医療提供体制の整備、学校の臨時休業に伴って生じる課題への対応、事業活動の縮小や雇用への対応、事態の変化に即応した緊急措置等」などを柱とする「新型コロナウイルス感染症に関する緊急対応策第2弾」が閣議決定されました。

これを受けて、3月13日の厚生労働省医政局経済課（マスク等物資対策班）は、「医療機関向けマスクの医療機関等への配布について」で、この緊急対応策第2弾により「需給両面からの総合的なマスク対策・ネット等での高額転売目的のマスク購入を防ぐため、マスクの転売行為を禁止、布製マスク2000万枚を国で一括購入し、介護施設等に緊急配布、医療機関向けマスク1500万枚を国で一括購入し、必要な医療機関に優先配布・マスクメーカーに対する更なる増産支援」が、ようやく掲げられました。

すべてが、後手後手でした。

## 経産省の担当したマスク市場と増産計画

国内での感染拡大が問題になった2月以降、素早く動いたのは、感染対策で手一杯の厚労省ではなく、マスク特需をみこした経産省でした。

新型コロナウィルスが中国で流行し始めた初発に、経産省などが収集した非公式の市場調査で、マスク市場の逼迫が明らかになりました。2020年1月最終週に、マスクの在庫が枯渇し、9億枚もが市場に出回りました。日本国内の一般用マスクの需要は、花粉症シーズンなどピーク時でも週1・5億枚程度でしたから、ピーク時の6倍もの量が1週間でなくなったことになります。約8割を占める輸入マスクの主要供給国である中国からの輸送も停滞し、国内のマスクが品薄になるのは、時間の問題でした。

経産省は、三次にわたってマスクの生産ラインを増設する会社への補助金を募り、生産増をはかりました。ただしそれは、「国での買取」ではないことをわざわざ断り、中小企業に全国市場・世界市場への参加を促す、産業振興策としての性格が濃いものでした。

主導したのは、経産省商務・サービスグループ医療・福祉機器産業室で、そのホームページの記録を見ると、大手では名古屋の興和と異業種からシャープが入っていましたが、必ずしも布マスクに限られることなく、また生産ラインは日本国内に作る必要もありませんでした。2月28日第一次補助金採択の段階で、例えば大手の興和2500万枚分と共に、1000万枚分を受注した厚木市の㈱XINSは、「資本金1000万円、従業員3人」という、台湾とつながりのある零細企業でした。

医療用ばかりでなく、家庭用マスクも逼迫していました。新型コロナウィルス感染症拡大の影響で、日本最大級のファッション通販サイト「ZOZOTOWN」の人気ランキングに、異変が起きていました。通常は、洋服や靴など「ファッション・アイテム」がランキングに並んでいるのですが、3月18日朝の段階では、総合1位、2位とも「マスク」がランクインしていました。

「『3月にマスクの供給量は6億枚以上になる』——3月5日、安倍晋三首相がそう表明したにもかかわらず、依然として品薄状態が続いている。すでに6億枚以上供給されているはずのマスクは今、どこにあるのだろうか？（…）

厚生労働省の担当課に示されたのは1枚あたり75円から100円での取り引き。『通常なら1枚5円以下で買えるはずなのに……』。毎日およそ300枚を消費するその病院では、購入をあきらめざるを得なかったという」（岡田有花「6億枚の〝消えた〟マスクはどこへ――厚生労働省『マスク等物資対策班』に聞いてみた」、ビジネスインサイダー3月27日）。

## マスク市場の逼迫と厚労省・経産省の対応の遅れ

マスクが医療現場で入手困難になり、ドラッグストアの店先から消えた時期に、厚生労働省医政局経済課に「マスク等物資対策班」がつくられました。しかし実際のマスクの供給は、2月14日の政府の「緊急対策」時に、経産省商務・サービスグループ、医療・福祉機器産業室が担当し、国内メーカーへの増産奨励補助金を開始しました。

2月27日に、安倍首相がなぜか「反転攻勢」に出て、スポーツ・文化イベントに「自粛」を求め、全国の小中高等学校を休校にして春休みに入る、と暴走しだしました。しかしこの「唐突」な政策転換には、文部科学省など各官庁も、都道府県・市町村も、医療現場も子を持つ親の職場も、大混乱でした。なにしろ世界不況に入った経済界には、休業補償もしないで「在宅勤務」「時差出勤」のススメと「有給休暇を認めてほしい」と財界に懇願するレベルのものですから、しわよせは、非正規労働者や子を持つ女性労働者に集中しました。政治への不満が高まりました。

確かにマスク不足は深刻な事実で、トイレットペーパー買い占めという、かつて石油危機時にみられたパニックまで起きていました。全国一斉休校の暴走は、国内外で信用を失った後手後手の感染政策が不評で、「ごく少数の側近」にのみ相談して「安倍トモ」荻生田文科相を呼びつけ、与党幹部や他の閣僚にも知らせず、「首相のリーダーシップ」を初めて発揮したものでした。

海外からの感染隔離に資源と人員を割いている内に、国内感染が拡大し、感染爆発の前夜なのに、医療用マスク・防護服・人工呼吸器も、隔離病棟・集中治療室ＩＣＵ・ベッド数も整いませんでした。大人の満員電車をそのままにした、思いつきの全国一斉休校に不満が強まると、いまだ入手できないマスクや消毒液の逼迫が、テレビのワイドショーでも大きく取りあげられました。

「アベノマスク」の問題は、医療機関向けでも、妊婦向けでも、需要に供給が間に合わず逼迫していたもとで、いかに全国民向けに一世帯2枚の布マスクが確保できるかの人気取り政策でした。すでに、経産省管轄の衛生用品市場では、転送品販売の禁止が決められ、それでもほしい人への備蓄品、中国・台湾・韓国・東南アジア経由の輸入品は、前年の10倍以上の高値でした。

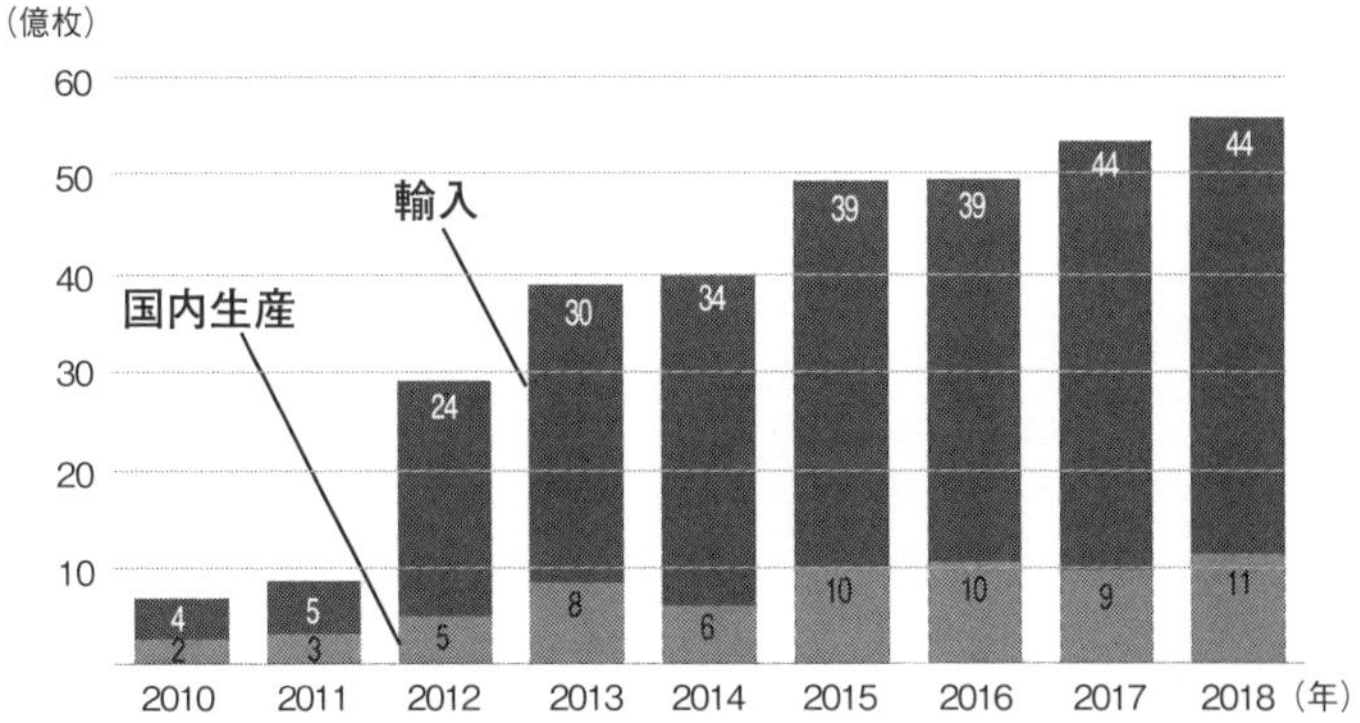


マスク生産数量の推移
出典：日本衛生材料工業連合会
制作：グラフストック

## 実際は官邸・経産省主導だった幻の「マスクチーム」

２０２０年１月には武漢・湖北省に医療支援としてマスクを贈る余裕があったのに、２月には、医療用マスク（N95）ばかりでなく、家庭用マスクも不足しました。ドラックストアの店頭から消え、ネットオークションで高値で取引されるようになりました。３月の欧米感染爆発前ならマスク・防護服・検査機器も国際市場で入手可能だったのに、「医療先進国日本」などと驕り、感染が先行した中国・韓国を見下しているうちに、輸入もできなくなりました。

　市中で「マスク・パニック」が起きていた３月に、「マスク確保が使命　政府内に『マスクチーム』を立ち上げ　政府がマスク供給に」として、新型コロナウイルスの感染拡大を受け、菅義偉官房長官は10日の参院内閣委員会で、マスク不足に対応するための「マスクチーム」を政府内に立ち上げたことを明らかにした、と大きく報じられました。

「医療機関や介護施設などに対し、自治体の備蓄の放出や企業からの優先供給を働きかけていくという。……同日の記者会見では、『マスクチーム』は厚生労働省、経済産業省、総務省の職員約40人で構成し、9日に発足したと説明した。新型コロナの感染拡大の影響で各地でマスクが買い占められ、品薄が続く状況が続いており、医療・介護施設などへの安定供給が危ぶまれていた」(朝日新聞3月10日)。

ところが実際は、この「マスクチーム」は、厚労省・経産省・総務省の「三省タッグ」(毎日新聞3月11日)ではなく、首相官邸の「影の総理」今井尚哉、スピーチライター佐伯耕三秘書官のもとで、経産省・商務情報政策局の参事官佐々木啓介をチームリーダーとして、要員をかき集めたものでした。

「アベノマスク」の時期、「マスクチーム」の一員である経産省サービス政策課長・浅野大介が、「(国民から)エラく馬鹿にされている」「広報がまず過ぎて凹む」「『オレ要らない』って人もいるでしょう。そういう方も、ひとしきり文句垂れていただいた後は、『2枚では足りない、もう1枚欲しい世帯』に隣近所で融通するとか(中略)日本の社会ってそういうの苦手じゃないはずだとおもってますんで」などと自身のフェイスブックに書いて、「言い訳が余計ひどい」「なにこの上から目線」と散々な評判でした。即座に投稿削除を余儀なくされました

（J-Castニュース4月7日）。

その「アベノマスク」配付が遅れに遅れると、政府は後に「マスクチーム」の存在そのものを否定し、5月11日には、厚生労働大臣名で関係公文書そのものを不開示としました。安倍内閣では既視感のある、公文書廃棄による失政の隠蔽でした。

## 唐突だったエイプリル・フール「アベノマスク」計画

厚生労働省で、厚生労働省医政局経済課に新型コロナ感染症対策のための「マスク特別班（マスク等物資対策班）」が作られたのは、3月のことでした。当初は病院の医療用、ついで学校や児童クラブ、保育園、介護施設用でした。本当に外出禁止や緊急事態宣言まで想定していれば、清掃・交通・スーパー労働者などエッセンシャルワーカーズ用まで確保しなければなりませんが、目先のクラスター対策で手一杯の厚労省には、そうした頭はまわりませんでした。

２００９年の経験にもとづき、政府は、一応マスクの備蓄をしていました。日本国内が再び「マスク・パニック」となった２０２０年3月初めには、政府の各省庁が備蓄していた７４３万枚を医療用等に供給しましたが、焼け石に水でした。

結局、経済政策としてマスク増産補助を開始していた経産省に、頼ることになりました。いうまでもなく、官邸の今井尚哉補佐官・佐伯耕三秘書官という、安倍首相の側近コンビの出身官庁です。彼らが「アベノマスク」の発案者であることは、いくつものメディアで確認されています（文春オンライン4月23日、プレジデントデジタル6月11日、など）。

そこで、首相官邸の今井補佐官・佐伯秘書官に「全国民に布マスクを配れば不安はパッと消えますよ」と耳打ちされた安倍首相のエイプリル・フール、「布マスク2枚の全戸配付」が始まりました。総額466億円の予算が付いて現場の官庁・自治体が翻弄され（現代ビジネス4月26日）、あわてて怪しげなメーカー・ブローカーからも布マスクをかき集めたら不良品だらけで、全品8億円かけて再点検します（日テレニュース5月14日）。全国全世帯への配付は、結局遅れに遅れて、6月下旬までかかりました。

## 466億円アベノマスクの配付は6月までかかった

2020年4月1日、日本政府は突如、全国一斉休校に続く一般国民向け感染症対策としてのマスク配布を発表しました。その日のうちにウェブ上では「アベノマスク」と名付けられ、その名が大手メディアにも浸透し、失笑されました。それでも4月7日には、緊急経済政策の一環として閣議決定されました。

海外からも「エイプリル・フールでは」と冷笑する報道が相次ぎ、初発から人気のない施策でした。米FOXニュースは「エイプリル・フールの冗談か」と揶揄し、ブルームバーグ通信は「アベノミクスからアベノマスクへ」（電子版4月2日付）と報道し、SNS上で話題になりました。ブルームバーグの記事に付された、サザエさん一家が2枚のマスクを無理やり着け

**Bloomberg**

insufficient, or asked the whereabouts of the cash handouts other governments across the world are planning.

The most widely distributed meme showed the family from "Sazae-san," a much-loved animated show starring a family of seven (and their cat), depicting the members sharing their household's two masks between them.

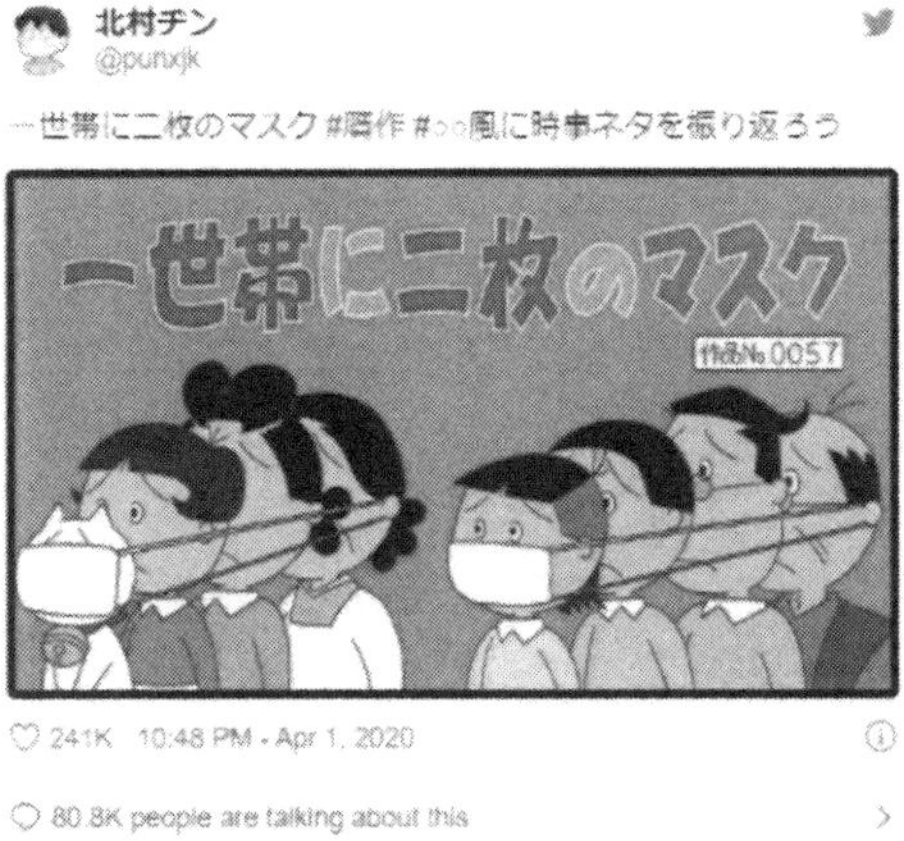
北村チン
@punxjk
一世帯に二枚のマスク #迷作 #○○風に時事ネタを振り返ろう
一世帯に二枚のマスク
作品№0057
241K 10:48 PM - Apr 1, 2020
80.8K people are talking about this

「アベノミクスからアベノマスクへ」

From Abenomics to Abenomask: Japan Mask Plan Meets With Derision, Bloomberg, 2020.04.02 （https://www.bloomberg.com/news/articles/2020-04-02/from-abenomics-to-abenomask-japan-mask-plan-meets-with-derision）のスクリーンショット

るパロディのイラストが世界に拡散されました。

4月1日に、厚生労働省子ども家庭局母子保健課長は、「妊婦の方々などに向けた新型コロナウイルス感染症対策における妊婦へのマスクの配布に係るご協力のお願いについて」を出しました。この延長上で、「アベノマスク」は、全5000万世帯に布マスク2枚を配付するという計画でした。「布製マスクは、使い捨てではなく、洗剤を使って洗うことで、何度も再利用可能」という効能書きがウリで、その予算は、当初200億円と報じられましたが、その後466億円までふくれあがりました。当時緊急の課題であったPCR検査拡大のための第一次補正予算は49億円でしたから、その9倍にものぼりました。

4月8日から、先行した妊婦用マスク50万枚の布マスク配付がはじまりました。ところが16日には、そこに髪の毛や糸くずなど異物混入の不良品が多数みつかり、全品回収して検品しなければならなくなりました。

厚生労働省子ども家庭局母子保健課は、4月15日から16日、17日、18日、21日「妊婦向けマスクの不良品における返送等について」を、連日各都道府県、指定都市、中核市の母子保健主管部（局）宛てで通達しました。4月18日の報道発表では、全品検品のほか、「一住所当たり2枚配布する布製マスクについては、こうした事案が発生しないよう、メーカーから納品された商品について目視をした上での配布を行っており、同様の事例が生じる可能性は減じている状況です」と弁明していました。「なお、既に1930万枚配布を終えた介護施設等向けや、小中学校向けの配布では、同様の事例の報告は殆どありません」と、妊婦向けマスクに限定された不祥事にとどめようとしました。

ところが、4月17日から東京都内で始まった全世帯向け2枚の布マスク＝「アベノマスク」にも、不良品の苦情が相次ぎました。結局、納入したメーカー4社に、全品検品が命じられました。5月15日現在で厚生省ホームページに設けられた特設頁によれば、配布完了は東京都23区のみで、5月中の全国配付がめざされましたが、結局6月下旬までかかりました。

このような「アベノマスク」の迷走は、PCR検査拡大、医療従事者へのマスク・防護服・フェイスガードなどが緊急に必要とされるときに、税金の無駄遣いの典型として批判され、嘲笑されました。SNS上でのピント外れの安倍首相「ステイホーム」動画、首相夫人の「不要不急」な大分旅行などと共に、安倍内閣の無為無策、後手後手の思いつきの一つとして、歴史に残されました。

### アベノマスクにも一時的なビジネス利権

医療用サージカルマスク、N95／KN95マスク、防護服・フェイスシールド等医療機関用物資については、3月23日から厚生省医政局経済課が緊急配付をはじめ、当初のべ3万医療機関（感染症指定医療機関、急性期病院、備蓄がない医療機関、医師会・歯科医師会・薬剤師会・

保健所、介護施設等）むけにマスク5800万枚を配付しました。

4月24日には、「病院及びPCR検査を行う診療所の計約8千施設」に対して、さらに1560万枚の配付を決めました。

しかし「アベノマスク」は、首相官邸の思いつきですから、厚労省マスク班は、あわてて1億枚ものマスクを調達しなければなりませんでした。政治家をも介した随意契約で、大手の興和・伊藤忠のみでは足りずに、4社を納入元に指定しました。安価な20世紀風「布マスク」としてサイズの仕様書を作ったため、興和は、自社の中国工場で生産を始めました。

4月21日に、社民党の福島瑞穂議員が厚生労働省マスク班に「布マスク全戸配布にかかる企業名、契約内容」について問い合わせ、受注先が3社で、契約金額は約90・9億円と回答があったことを自身のツイッターで明らかにし、国会でも問題にしました。

その過程で、不良品を出した第一弾の妊婦用マスクの随意契約は4社であるとわかりました。当初その名前は、3社は出てきましたが、4社目はしばらく隠されました。

ウェブ上では、その隠された一社について、安倍首相の地元山口の企業、菅官房長官・甘利明税調会長・河野太郎防衛相らの地元神奈川の企業などの名が上がりましたが、福島議員の再度の質問に対して、しぶしぶ福島県の「ユースビオ」という名前が出てきました。直ちにウェブ上では、それが名ばかりの創価学会員の会社で、ベトナムとの貿易のブローカーとして随意契約に応じたことが明らかになりました。

「アベノマスク」は、後手後手の日本型感染症対策第一波の典型でした。官邸官僚・経産省主導の愚策が、悪評だらけでした「アベノマスク」の製造・納入業者には、前述の、731部隊山内忠重と関わる「興和」、妊婦用不良品で明らかにされた怪しげな福島市の「ユースビオ」など5社ばかりでなく、経産省の増産補助金を求めて、加計学園の足元「今治市タオル工業組合」他、多数が入っていました。小さな一時的利権でしたが、休業を強いられた中小零細企業にとっては、切実な仕事でした。トヨタやシャープのような大手企業にとっても、異業種参入の機会となりました。

ようやく「アベノマスク」を東京23区以外にも配付する目処が立った頃には、品薄だった不織布マスクが輸入品・国産とも巷にあふれ、値崩れがおきていました。愚かな悲喜劇です。全国全戸配付で、日本郵便の配達遅れにも影響したというおまけつきでした。

## 世論から見放された「アベノマスク」効果

興味深い世論調査結果があります。「アベノマスク」は世論操作の上でも失敗でした。

新型コロナウイルスの感染拡大によるマスク不足は深刻でした。3月14、15日に行った朝日新聞社の世論調査では、マスク不足に対する政府の取り組みは「十分だ」21%、「十分ではない」67%。不満が募っていたことがうかがえます。4月1日、それは突然の発表でした。布製のマスクを全世帯のポストに2枚ずつ――。マスク需要に対応するために、布マスク配布は

「極めて有効だ」と安倍晋三首相は胸を張りました。事前の検討プロセスがきちんと知らされない中での発表に、自民党の中堅議員からは「アピールでしかない」という声も。また、郵送費も含め計466億円の予算が計上されており、「業者の選定が不透明だ」という指摘もありました。マスクを待ち望む人からは、「一世帯に2枚では足りない」「今すぐほしいのに届かない」という意見が相次ぎました。そしていつしか、布マスクは「アベノマスク」と呼ばれるようになります（朝日新聞7月7日）。

その帰結が、世論の動き、アベノマスクへの不評でした。

「新型コロナウイルスの感染拡大により、一時深刻化したマスク不足。政府は布マスクを全世帯に配布し、『アベノマスク』と呼ばれるようになりましたが、こうした動きを世論はどう見ていたのでしょうか。

3月14、15日の電話世論調査で、マスク不足に対する政府の取り組みは『十分ではない』が67％にのぼり、不満が募っていました。4月1日、布マスク配布は突然の発表でした。予算計上は466億円。安倍晋三首相は、マスク不足対策として『極めて有効だ』と胸を張りました。

布マスク配布について4月18、19日の世論調査では、『評価する』32％、『評価しない』63％となり、不評が目立つ結果でした。一方で、政府の新型コロナ対応全般を『評価する』

と答えた全体の33％の人たちに絞ってみると、半分以上が布マスク配布を評価しました。この段階では、待ち望んでいた人がある程度いたとも言えます。

その後、大型連休明けあたりから徐々に、不織布のマスクが店頭に並ぶようになりました。政府が布マスクを全世帯に『配布完了』したのは、決定から2カ月以上たった6月中旬。6月20、21日に行った世論調査では、布製マスクが『役に立った』15％、『役に立たなかった』81％という結果でした。政府の新型コロナ対応を『評価する』と答えた全体の38％の中で見ても、『役に立たなかった』が7割近くにのぼりました。

質問が異なるので単純に比較はできませんが、4月の調査で布マスク配布を『評価』した人は32％。これに対し、6月調査で『役に立った』は15％どまり。配布に時間がかかり、その間にマスク不足の解消が進んだことが、不評に拍車をかけたのかもしれません」（朝日新聞7月10日）。

それでも性懲りなく、厚労省は「アベノマスク」配付が終了した6月20日がす

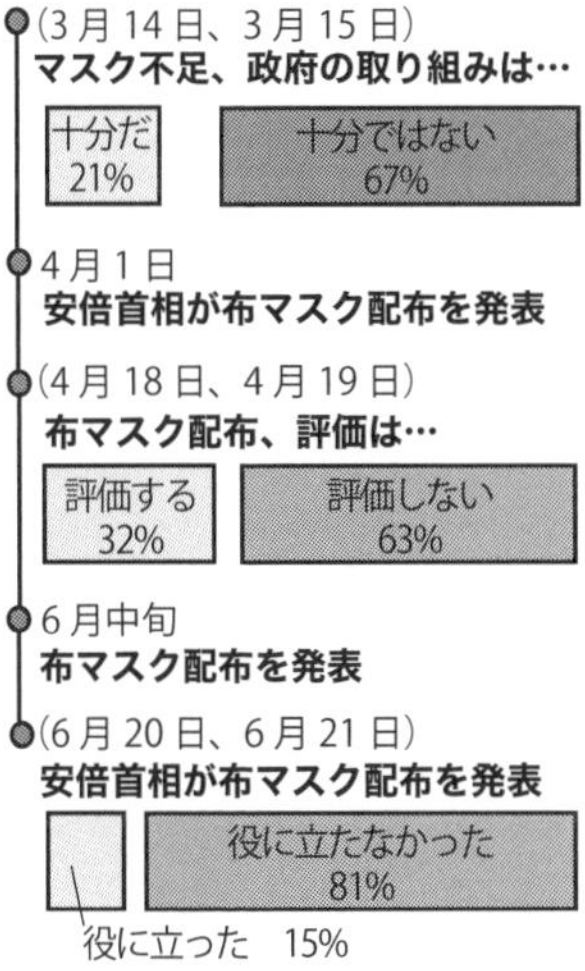

マスクをめぐる動きと世論調査
出典：朝日新聞7月10日

ぎても、介護施設などを対象とした「布マスク」配付を続けていました。そればかりか6月22日には、伊藤忠商事など9業者に計約5800万枚を新たに発注、「今後さらに約8千万枚を配る予定」で、「配布・発注済みの布マスクは計約2億8700万枚にのぼり、総額約507億円の費用がかかっていた。うち郵送やコールセンター、検品などの事務経費が約107億円を占める見通し」だといいます（朝日新聞7月28日）。世論の反発で再配布は一時延期され、備蓄に回されましたが、公式の場で「アベノマスク」を着け続ける日本人は、ほとんど安倍首相一人となりました。8月に入ると、安倍首相自身が「アベノマスク」をやめました。

## 嗚呼、哀れなる日本、ＰＣＲ検査もできず、マスクを竹槍代わりに！

私は2009年4月にメキシコで新型インフルエンザ（Ｈ１Ｎ１、豚インフル）の流行に遭遇しました。そのさい、メキシコの友人から、一つの警句を紹介されました。「嗚呼、哀れなるメヒコ、かくも神より遠く、かくもアメリカに近く！」というものです。

2009年の新型インフルエンザはメキシコから発し、世界に不安と恐怖を広げ、パンデミックになりました。発症国として多数の死者をだしたばかりでなく、ＮＡＦＴＡ（北米自由貿易協定）の「宗主国」アメリカを含む、世界との交易がとだえました。特に原住民インディオの血を引く最底辺貧困層が、最大の犠牲者でした。発症源は、メキシコの養豚場の豚と特定されました。しかしその養豚場は、アメリカ資本でした。アメリカではその数年前に、豚ウィルスの感染が見つかっていました。アメリカへの輸出がメキシコ経済の要ですから、政府も抗議することはできません。敬虔なカソリック教徒が大多数のメキシコ人は、神に祈っても止まない感染の広がりを前に、「かくもアメリカに近く」と、その不幸を嘆いたのです。

それになぞらえれば、新型コロナウィルスに直面した日本は、発症地中国にあまりに近く、同盟国アメリカとは一時的にせよ交流できなくなりました。自前の感染症戦略を持たなかったがゆえに右往左往して、いつのまにやらＷＨＯの唱える世界水準の対応「検査、検査、検査、そして隔離」の道からはずれた世界の孤児、はぐれものになった、とでもいうべきでしょうか。

「本土決戦」を覚悟し、竹槍や農具で「敵」に立ち向かおうとした、第二次世界大戦末期のこの国とも、似ています。マスクは意味があり大切ですが、それだけで感染症に向き合うことはできません。ＰＣＲ検査による徹底した感染状態の調査こそ、すべての対策の出発点になるべきでした。検査がないがしろにされて、「日本モデル」の失敗を導き、「アベノマスク」の悲喜劇を生んだのです。「嗚呼、哀れなる日本、ＰＣＲ検査もできず、マスクを竹槍がわりに」とでもしておきましょうか。

「アベノマスク」は、予想通りとはいえ、国民にとっては、税金の壮大な無駄遣いでした。この過程を主導したのは、厚生労働省ではなく、内閣官房でした。首相官邸の中でも経産省出身の首相補佐官・秘書官で、官房長官でもありませんでした。経産省が世界のマスク市場を見て、製造企業・新規参入企業にまで補助金を出し、何とか枚数を確保しましたが、不良品検品・配付も思うようにいかず、地方自治体や日本郵便にまで、多大な労力を費消させました。

かつて日本官僚制の中核といわれた財務省は、森友学園への対応などでの「論功行賞人事」で、安倍首相と官邸官僚にあらがう気骨のある官僚は一掃されていました。このことが、感染対策から経済社会活動再開に重点を移した第一次・第二次補正予算の実行にあたって、実施事務を経産省と結びついた電通系ブローカー会社や竹中平蔵のパソナ等に丸投げし、利権と暗躍を許す土壌になりました。スケールは小さいですが、マスクにも、ささやかな利権をめぐる政商ビジネスがありました。

第一波コロナ対策の施行過程で、国会や司法の権力さえないがしろにする首相官邸の独裁権力と各官庁の関係ばかりでなく、中央—地方関係の問題もあらわになりました。

もともと「アベノマスク」を官邸官僚が首相に進言したのは、大きなクラスターの発生した北海道で、知事が独自に布マスクを全戸に配付し、それなりに世論の支持を得ていたからでした。ＰＣＲ検査での感染者封じ込めでは、和歌山方式や相模原モデル、世田谷モデルのような積極的事例が生まれました。小中高校の全国一斉休校においては、地域によってはオンライン授業や分散登校などの市町村教育委員会の権限での独自の工夫ができました
特措法の成立で緊急事態宣言が発せられても、政府の「補償なき休業要請・自粛」の経済政策優先に対して、独自にアラートや警報を発したり、休業業者に感染拡大防止協力金を出したりする自治体も現れました。安倍首相のリーダーシップの欠如と無能力が、世論調査でも内閣

支持率の低下として明白になるのに反比例して、独自の対策を打つ大阪府知事や東京都知事への期待の高まりと彼らが脚光を浴びる機会が見られました。

# 6　東京オリンピックはどうなる

## 日本の第一波は医学的に失敗

日本の感染対策第一波を明確に「失敗」といい切ったのは、東京大学先端科学技術センターの医学博士・児玉龍彦さんでした。6月末に、児玉博士は、インタビューに答えて、こういいます。

「東アジアの中でコロナ対策に失敗したのは日本でした。……大量の検査をしないというのは世界に類を見ない暴挙です。感染症を専門としている人間にとって、この発想はあり得ない。感染症対策のイロハのイは、誰が感染しているかをきちんとつかむことです。」

「このウイルスは、症状が出てから感染が見つかるというだけでなく、無症状や軽症の人も多い。普段の暮らしの中で無自覚なまま感染を広げてしまうから、第一波でウイルスがどう広がり、どう引いていったのか分からない。……台湾や韓国などの対策は、感染者の全容を明らかにしようとするもので、症状が出ていない人も把握して、社会の安全安心を守るというものでした。……無症状の人が多い一方で、病院や高齢者施設に入り込むと、非常に致死性の高いウイルスとして牙をむく。新型コロナの持つ二面性が十分に理解されていないから、政府の専門家会議メンバーの有識者があのような発言をするのです」

「新型コロナのような新しい現象が起こった時、直ちに分析して対策を提言するのが科学者のあるべき姿です。しかし、今回は文部科学省の指導の下、その人たちが真っ先に店をたたみ、家に帰ってしまった。……大学の研究室や理化学研究所などは数万単位のＰＣＲ検査を実施できる機器を持っているのに、この間ずっと活用されずにくすぶっていたわけです」

（「日本の対策『失敗』　第二波へ検査拡充せよ　コロナの実態把握訴え」毎日新聞6月30日）。

児玉博士の政策診断は、ＰＣＲ検査の決定的不足という医学的見地からのものですが、本書が追究してきたのは、その政治的根拠、とりわけ感染症に対して、国民の生命・人権よりも経済成長優先・「補償なき休業・自粛要請」の全体を貫く、安倍内閣の「健康・医療戦略」でした。

## 安倍首相の国家イベントとしての習近平来日の延期

政府の「健康・医療戦略」にそって、ＰＣＲ検査の抑制や海外渡航・入国制限の遅れをもたらし、無症状感染や軽症者を放置してきた大きな要因として、安倍首相の２０２０年の政治日程を「忖度」した、政府・与党、官邸官僚の政治的な感染対応がありました。

要因の一つが、4月に予定されていた、中国・習近平国家主席の国賓待遇での来日でした。安倍首相は、ロシアのプーチン首相との北方領土交渉が暗礁にのりあげ、北朝鮮の拉致問題も米国・韓国・北朝鮮関係に割り込めずに何らの進展もできず、経済的には米国以上の貿易相手国となった中国習近平国家出席との関係改善に、「外交のアベ」復権の突破口を狙っていました。尖閣問題など紛争要因をかかえながらも、習近平を国賓として招待し新しい天皇と会わせることで、国際的な歴史認識批判をかわし、前年来の改元儀礼を盛り上げる効果をも狙っていました。

そこで、1月からの中国での新型コロナウィルス流行に対しても、自分の足元のネトウヨ勢力からの批判を知りながら、中国との出入国制限を、ためらってきました。とりあえず1月24日に、日本は湖北省への渡航を禁止しました。米国は1月31日に中国からの入国拒否を決めましたが、日本は湖北省からの入国拒否のみでした。2月12日に浙江省、26日には韓国大邱市に入国拒否を広げましたが、中国全土との出入国まで広げたのは3月9日で、3月11日のＷＨＯパンデミック宣言直前でした。3月5日の、日中両政府による習近平訪日延期決定を受けてのものでした。ＰＣＲ検査による検疫体制の遅れ、クルーズ船対応と国内クラスター対策への集中がありましたが、明らかに政治的な配慮での後手後手でした。

水際対策をめぐる国内外の主な動き

| | |
|---|---|
| 2019年 12月23日 | 安倍晋三首相、中国で習近平国家主席と会談 |
| 2020年 1月24日 | 外務省、中国湖北省への渡航中止を勧告 |
| 30日 | 世界保健機関、「緊急事態」を宣言 |
| 31日 | 米国、中国からの入国拒否を発表 |
| | 首相、中国湖北省からの入国拒否を表明 |
| 2月12日 | 首相、中国浙江省からの入国拒否を表明 |
| 26日 | 首相、韓国大邱市などからの入国拒否を表明 |
| 3月5日 | 日中両政府、周主席の国賓訪日延期を発表 |
| | 首相、中韓全土からの入国制限を表明 |
| 10日 | 首相、イタリア5州などからの入国拒否を表明 |
| 11日 | 米国、欧州26ヵ国からの入国停止を発表 |
| 17日 | 欧州連合（EU）、第三国からの入域規制を決定 |
| 26日 | 首相、欧州21ヵ国などからの入国拒否を表明 |
| 4月1日 | 首相、49ヵ国・地域からの入国拒否を表明 |

出典：朝日新聞7月12日

3月19日にすでに感染爆発していた欧州全域、3月26日には同盟国アメリカからの入国も制限しましたが、入国者への措置は、あくまで強制力のない待機要請などでした。外国人の入国を原則拒否し、日本人の帰国者らにPCR検査を課す入国拒否は、さらに1週間遅れました。すでにウイルスの蔓延は進んでいて、4月7日の緊急事態宣言に至りました。

後で分かったことですが、政府が中韓からの入国制限を実施したのは3月9日でしたが、そのころ日本国内では、中韓の「中国型」ウィルスではなく、米国や欧州から帰国する日本人らを介して「欧米型」ウィルスの感染が広がり始めていました。「アベ外交」忖度の背後には、「官邸のアイヒマン」北村滋国家安全保障室長と厚生労働省の対立もあったといわれます。

政府は3月19日に欧州のほぼ全域、26日に米国からの入国制限を始め、5月4日の記者会見で安倍首相は、「国立感染症研究所のゲノム分析によれば、わが国は徹底的なクラスター対策によって、中国経由の第1波の流行を抑え込むことができたと推測される」と「中国への配慮で入国拒否が遅れた」との見方に反論しています。しかし、実際の感染研の分析では、日本は中国からのウィルスを抑えた矢先に、欧米からの「帰国者経由で〝第2波〟の流入を許した」と指摘されていました（朝日新聞7月13日など）。

## 東京オリンピック開催の「1年延期」

2020年の最も重要な国際的・国内的イベントは、いうまでもなく、夏に東京で開かれる予定であった、東京オリンピックでした。2011年の3・11東日本大震災・大津波・福島第一原発事故から9年目に「復興オリンピック」を設定したのは、もともと「フクシマはアンダーコントロール」という安倍晋三の世界的フェイク演説を経てでした。汚染水処理も、廃炉プロセスも、何より郷里を奪われた人々の帰還が、いっこうに進んでいません。「安倍ウィルス」ともいうべき情報隠蔽・マスコミ操作・フェイク発信は、以後も増殖してきましたが、感染症対策を遅れさせてまで開催しようとした東京オリンピックに、赤信号が灯り、延期が決定されました。

新型コロナウィルスの感染はパンデミック（世界的大流行）で、世界中からアスリートや観

東京五輪と新型コロナウイルスをめぐる主な動き

| | | |
|---|---|---|
| 3月 | 12日 | 聖火リレーが古代五輪の発祥地オリンピアで始まる |
| | 13日 | ギリシャ国内のリレー中止決定 |
| | 19日 | 国際オリンピック委員会（IOC）のバッハ会長が米ニューヨーク・タイムズ紙のインタビューで、延期など通常開催以外の可能性に初めて言及 |
| | 20日 | 米国水泳連盟が米国五輪・パラリンピック委員会に公開書簡を送ったことを公表。東京五輪の延期をIOCに働きかけるよう申し入れ |
| | 22日 | IOCが、東京五輪の延期を含めた検討を始め「4週間以内に結論」と表明。同日夜、カナダのオリンピック委員会が今夏の大会に派遣しないとの声明発表 |
| | 24日 | IOCのバッハ会長と安倍首相が電話会談し、1年程度の五輪延期が決定 |
| | 30日 | IOC、国、都、組織委が来年7月23日開会で合意 |
| 5月 | 20日 | バッハ会長が英BBCの取材に来夏に開催できなければ中止とする見通しを示す |
| 6月 | 4日 | 組織委と都が五輪の簡素化を検討することで合意 |
| | 10日 | IOCと組織委が「追加費用は最小に」などと原則定める |
| 7月 | 17日 | 来夏の日程・会場を発表 |
| | | バッハ会長が「観客削減もシナリオの一つ」と言及 |

出典：朝日新聞7月23日

光客を受け入れるのですから、日本国内だけコントロールできていても、どうにもなりません。開催決定権をもつ国際オリンピック委員会（ＩＯＣ）は、国際保健機関ＷＨＯに従うとのことですが、パンデミック収束宣言が２０２０年中に出る可能性は、ほとんどありえません。日程をそのまま１年後にうつし、規模を縮小・簡素化してでも「延期」というＩＯＣや日本政府のタテマエとは裏腹に、「中止」の可能性が、濃厚になってきました（朝日新聞7月23日）。

２００９年の新型インフルエンザでは、２１４か国に広がったパンデミック宣言の解除に、１年以上かかりました。新型コロナウィルスに対して、日本は、オリンピック開催のために初動検査をサボタージュしました。いまなおせいぜい1日2万人分のＰＣＲ検査能力しかなく、しかも実際の検査は３０００人程度で、感染の実態を把握できていない日本のおそまつな検査体制は、いまや世界の常識です。そして、たとえ日本側に受入体制ができていても、世界中のアスリートが参加できなければ、「世界平和の祭典」オリンピックの意味もありません。

東京オリンピック開催は、最終的には、日本政府や東京都ではなく、国際オリンピック委員会（ＩＯＣ）の権限です。「１９４０年幻の東京オリンピック」の悪夢再来の可能性大です。

## 1940年、1964年、2020年東京オリンピック

私は、２０１９年10月、東京オリンピックが開催できることを前提に、それに期待する市民向けに、コロナ禍でも長く感染者ゼロだった岩手県で、公開講演を行いました。そのさい、国際情勢分析を踏まえて、１９４０年の「幻の東京オリンピック」、高度経済成長まっただなかで開催された１９６４年オリンピック、そして岩手も甚大な被害を受けた「東日本大震災からの復興」をうたった２０２０東京オリンピックの比較を行いました。大雑把には、パワーポイントに次表を示し、主として「１９４０年の東京オリンピック中止から何を学ぶか」を話しました。

その要約した講演記録が、新型コロナウィルス流行で欧米が感染爆発し、東京から岩手への旅行も「自粛」せざるをえなくなった3月に、主催者である花巻ユネスコ協会の会報に載りま

1940年、1964年、2020年東京オリンピック

（著者作成）

| | 1940年 | 1964年 | 2020年 |
|---|---|---|---|
| 時代 | アジア太平洋戦争 | 高度経済成長 | 衰退・孤立期 |
| 大義名分 | 紀元2600／帝都復興 | 独立／戦後復興 | ３・11復興 |
| 外交 | 日独伊枢軸vs連合国 | 国連／日米安保 | 米国トランプのみ |
| 東アジア | 朝鮮植民地／日中戦争 | アジア近代化 | 中国の台頭 |
| 天皇制 | 絶対天皇制 | 象徴天皇制 | 立憲天皇制？ |
| 憲法 | 大日本帝国憲法 | 日本国憲法 | 安保法・憲法改正？ |
| 政府 | 近衛内閣 | 池田・佐藤内閣 | 安倍内閣 |
| 社会 | 軍中心階級社会 | 都市中間層増大 | 非正規格差社会 |
| 情報 | 郵便電話ラジオ | 映画テレビ大衆文化 | スマホ<br>インターネット |
| 外国人 | 外国人客10万予定 | 来日５万人実績 | 年3600万人訪日の皮算用 |
| 背景 | 日中戦争／国民動員 | 技術／経営／貿易自由化 | 金融／競争／原発 |
| 支配思想 | 皇国史観 | 近代化論 | 新自由主義グローバリズム |

した。以下のようなもので、感染症パンデミックは想定外でしたが、１９４０年に学んでの２０２０東京オリンピックについての危惧は、ほとんどあてはまるものでした。

講演では多数の当時の写真・ポスター、「五輪音頭」など音声記録・映像記録も使用しましたが、ここではかつて加藤哲郎監修・解説『近代日本博覧会資料集成　紀元２６００年記念日本万国博覧会』（国書刊行会２０１６年）に寄せた監修者解説「幻の紀元２６００年万国博覧会――東京オリンピック、国際ペン大会と共に消えた『東西文化の融合』」（別冊）を下敷きにした、講演の要約文を紹介しておきます。

## １９４０年東京オリンピック中止を振り返る

２０２０年の東京オリンピックを前にして、戦前１９４０年に開催が決まっていたが、日中

戦争の拡大によって幻に終わったオリンピックの話をします。
この「幻の東京オリンピック」については、2019年のNHK大河ドラマ「いだてん」にも出てきます。前半は「日本マラソンの父」金栗四三、後半が1964年東京オリンピックの招致を実現させた田畑政治を主人公にしたドラマですが、1936年ベルリン・オリンピックのあたりは、日独伊3国の関係など、時代背景をよく描いていました。大河ドラマでは描ききれなかった、1940年東京オリンピック中止の理由を、日中戦争との関わりで述べたいと思います。

まずは、東京オリンピック招致の歴史をみてみましょう。ポイントは、1940年が、戦前の皇国史観のもとで紀元2600年にあたり、神武天皇を祀る紀元2600年建国祭が企画されていたことです。もともと1920年代から、東京・奈良で「紀元2600年記念建国祭」構想がありました。

1931年に、東京市は、関東大震災後の経済再建をもとに、建国記念「帝都復興」オリンピック招致を決議し、32年にIOCへ立候補しました。しかし候補都市は多数で、1940年はローマが有力候補でした。1936年のベルリン・オリンピック時に、ムッソリーニのローマとの競合をドイツのヒトラーが仲介し、40年は東京、44年にローマ開催とIOCが決定しました。これが、日独防共協定から日独伊3国同盟にもつながりました。

それは、日本で軍部の力が強まり、日中戦争から太平洋戦争に進む過程と併行します。19

36年2・26事件、37年盧溝橋事件・日中戦争泥沼化で、もともと「世界平和の祭典」であるオリンピックに消極的だった軍部は、「国家非常時」だとして、オリンピック開催に非協力になります。軍人の馬術選手の引揚げや、ギリシャからの「聖火リレー」ではなく、神話にもとづき国内のみで祝う「天孫降臨神火リレー」に変更せよ、などと難癖をつけました。

巨額の国費が戦争に費やされ、1938年7月近衛内閣のもとで、東京オリンピックはIOCに「返上」されます。IOCは1940年開催地をヘルシンキに変更しますが、39年第二次世界大戦勃発で中止になり、44年に予定されていたローマオリンピックも開けませんでした。連合国に敗れた日独伊枢軸国は、戦後ローマが1960年、東京は64年に初開催となり、72年のドイツは、ベルリンではなくミュンヘンでオリンピックが開かれることになりました。

## 1940年は建国2600年祭が主役で、オリンピックも万博も脇役

日本国内の問題として言うと、実は、東京オリンピック招致は、もともと脇役でした。紀元2600年建国祭が主役でした。オリンピックは、それに合わせて計画されました。もう一つ、建国祭への便乗企画がありました。それは東京万国博覧会で、紀元2600年は、①神武天皇奉納建国祭、②東京万国博覧会、③オリンピック誘致の三位一体で、国際社会の中で「大国」となった日本をアピールする予定だったのです。

ところがそれを準備する政府の思惑は、実はばらばらでした。優先順位は①②③でした。①

建国祭を主導した内務省は、国家神道による国体明徴・国民精神総動員、挙国一致・八紘一宇を唱える紀元2600年祭に、②③で花を添える計画でした。そのため神話にもとづけば、本来建国祭は2月11日の紀元節（今日の建国記念日）でしたが、春は②万国博覧会で世界の注目を集め、夏は③オリンピックにして、①建国祭のメイン・イベントである大祭を11月に配し、一年中の国民総動員で徐々に盛り上げる計画でした。

②の万国博覧会は、もともと東京市の関東大震災後「帝都復興」のアピールと、29年世界恐慌後の商工省・商工会議所・財界の失業対策・産業振興（勧業）・外貨獲得の思惑が結びついたものでした。しかし「大東亜共栄圏」を目指す実質的国策でありながら、アジアで初めての万博として「東西文化の融合」を謳ったタテマエとホンネの矛盾が万国博覧会協会で問題になり、国際的に孤立し「延期」となりました。オリンピック「返上」と同時で、38年7月近衛文麿内閣の閣議決定です。

結局③東京オリンピックは、「国民体力向上」を謳う文部省と外務省・東京市がバックで、万博よりもさらに脆弱で、軍部の圧力と大蔵省の予算削減に抵抗するすべはありませんでした。実際の1940年は、①天皇制万歳の紀元2600年建国祭だけに終わり、41年日米戦争に突入したのです。もっとも準備が進んでいた②万博は、朝鮮大博覧会、国防科学大博覧会等ミニ博覧会になり、1970年大阪万博まで「延期」、③オリンピックは、日本の植民地や「満州国」から選手をかき集めた「東亜競技大会」として、つつましく実施されました。

２０２０年東京オリンピックへの教訓としてまとめると、招致を可能にしたものは、①経済的発展、②国際協調主義、③欧米文化への憧れ、④反対意見・批判勢力を排除した天皇制ナショナリズム、⑤熱心な誘致グループ・リーダーの存在（永田東京市長、嘉納治五郎ら）でした。

開催を挫折させたものは、①日中戦争と国際的孤立、②日独伊３国同盟に従属、③戦費優先の財政逼迫、④軍部の横暴、官庁のセクト主義と議会政治の非力、⑤紀元２６００年建国祭「八紘一宇」と「世界平和の祭典」「東西文化の融合」理念との本質的矛盾、「大東亜」優生思想でした。こういう歴史から、何を学ぶのかが問われています（以上、花巻ユネスコ協会会報74号、２０２０年３月５日）。

## 東京オリンピックに内在するリスク・不安定要因

そこで私が導いた、２０２０年オリンピックにとっての問題は、以下のようなものでした。開催を期待するユネスコの市民向け講演ですので、開催には国際協調が不可欠であること、英語圏だけではない多様性の尊重、「アンダーコントロール」よりもありのままの情報公開・説明責任こそ本当の「おもてなし」になる、と結びました。

①オリンピック・ビジネス効果の衰退（開催後は不況、世界は敬遠）

②商業主義による米国テレビ向け7—8月開催は、アスリートにとって過酷
③日本の夏は猛暑ばかりでなく、地震・豪雨・台風の危険
④国際環境次第でテロル・国際犯罪・国際紛争誘発の不安
⑤原発は no control、食中毒、カード犯罪等への不安
⑥開会宣言は開催国「国家元首」令和天皇、天皇制と言論統制・旭日旗
⑦米中貿易戦争による為替変動、円高は貿易・観光に不利
⑧韓国・北朝鮮統一選手団の扱い、中東諸国等ボイコットの危険？

これらすべてのリスク・不安定要因に関わるかたちで、２０２０年1月に新型コロナウィルスが中国でヒト—ヒト感染を起こし、3月にはパンデミックになって、世界の環境は一変したのです。

## 商業主義・金メダル至上主義のもとで

もともと近代オリンピックは、１９８４年のロスアンジェルス大会以来、世界経済に深く組み込まれました。会場整備のための建設土木需要、開催時の国内外観光需要・テレビ中継、開催後のモニュメント観光・外貨獲得などで、多額のマネーが動くようになりました。いわゆる商業主義オリンピックです。

現在のＩＯＣの収入は、47％が放映権料、45％がスポンサー協賛金、５％が入場料収入、３％がオリンピックマークなどライセンス収入とされ、アディダスなどスポーツ産業、日本の電通など情報広告産業が利権に群がっています。

東西冷戦時代には、国際政治の関わりも大きく、戦前日独伊枢軸で連合国に対抗した傷あとは、４年に一度の「平和の祭典」開催に影を落としました。１９７２年ミュンヘンオリンピックのイスラエル選手団テロ事件、１９８０年のソ連のアフガニスタン侵攻に反発した西側諸国のボイコット、１９８４年ロスアンジェルス大会の東側の報復ボイコットなども起こりました。また、アフリカなど新興国の参加で、金メダルが国家ステイタス、メダリストが国民的ヒーローにもなって、旧東独のステイト・アマに始まる薬物ドーピングが深刻な問題となり、プロ選手の参加が認められてアマチュアリズムの崩壊も進みました。

２０２０年の東京夏季オリンピックも、日本経済の「失われた20年」からの脱出を期して企画され、経済振興のイベントとして準備されました。最初の旗を立てた石原慎太郎東京都知事が、さしずめ戦前「帝都復興」の永田秀次郎東京市長、戦後復興から「奇跡の経済成長」期の東龍太郎都知事の役割でしょうか。東日本大震災のあった２０１１年からＩＯＣに立候補を申請し、２０１３年のＩＯＣブエノスアイレス総会で、トルコのイスタンブール、スペインのマドリードとの競争に勝って、２０２０年東京開催が決まりました。

福島原発事故後の東京の安全が危惧されて、安倍首相が「アンダーコントロール」のパフォーマンスを行い、猪瀬直樹東京都知事・皇室関係者を含む「おもてなし」が功を奏したかたちですが、その裏側では、ＩＯＣ委員であったＪＯＣ竹田恒和会長（父は７３１細菌戦部隊の作戦を担当した関東軍宮田参謀＝竹田宮恒徳）と巨大広告産業電通が、ＩＯＣ委員の多数票獲得の買い占めに動いたと報じられました（Media Closeup Report ２０２０年4月1日）。

その後も、メイン会場国立競技場の設計・建設、大会エンブレムの選定、スポーツ競技団体の不祥事、猛暑をさけたマラソン競技日程・会場変更などがありながら、２０２０年7月22日―8月9日のオリンピック、8月24日から9月5日のパラリンピック開催を、森喜朗元首相をトップにした大会組織委員会が準備してきました。新型コロナウィルスによるパンデミックが、すべての予定を崩すことになったのです。

ＷＨＯのパンデミック宣言の翌日、3月12日にギリシャで聖火が採火され、なんとか簡素な儀式で宮城県まで運んだところで、3月24日のＩＯＣバッハ会長と日本の安倍首相・小池東京都知事・森組織委員長らの協議により、開催不可能と決定されました。日本側の粘りで、「中止」ではなく「1年延期、名称も２０２０東京オリンピックのまま」と一応合意されましたが、日本も世界もパンデミックのさなかで、２０２１年夏開催も危うくなってきています。すでに膨大に費消したＩＯＣ・日本政府・東京都の財源にさらに追加費用が生じ、１９２９年恐慌に

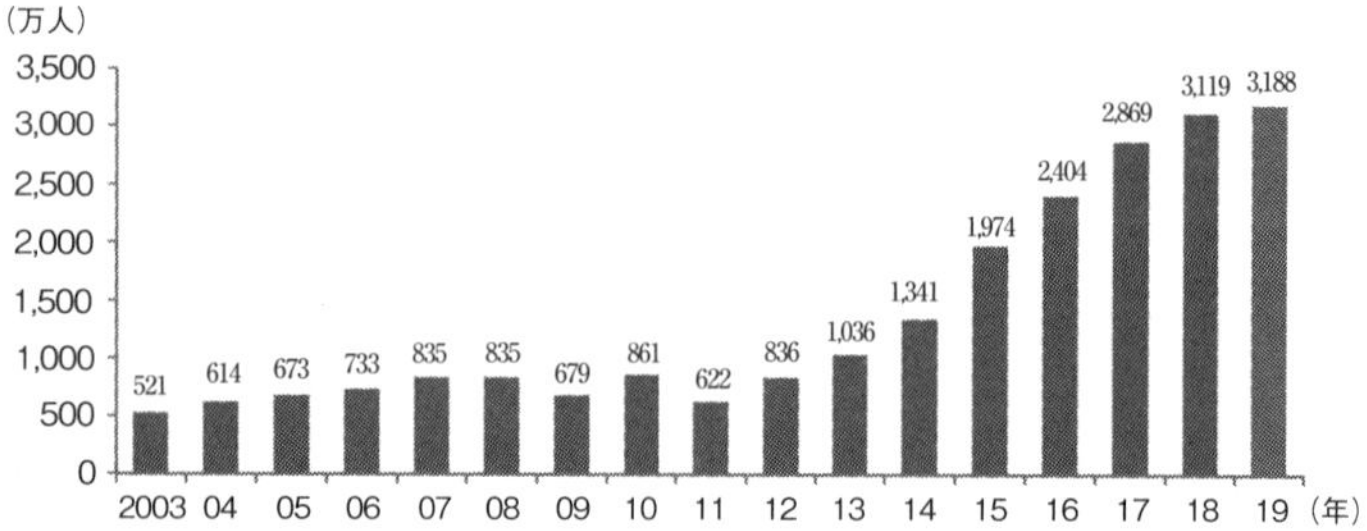


訪日外国人　年別推移

出典：観光庁「観光白書」（2020年6月）

も匹敵するともいわれる世界経済の落ち込みのもとで、スポンサー企業の協力も怪しくなってきました。

目に見えるかたちでは、２０２０年オリンピック開催を見込んで、年３６００万人と皮算用していた外国人観光客インバウンドの激減があります。世界の交易ストップと移動制限のもとで、訪日外国人数は、２０２０年１―５月は、前年３２００万人から半年累計で３９０万人まで落ち込みました。オリンピックを見越したホテル・観光施設建設や、選手村再利用のマンション販売も、暗礁に乗り上げました。

日本政府・東京都・組織委員会は、規模を縮小した簡素なかたちででも２０２１年夏開催にあくまでこだわっていますが、これでアベノミクスの柱であった「東京オリンピックを起爆剤にした経済成長」は、幻になりそうです。これも国際オリンピックを「東亜競技会」に縮小した１９４０年の場合と似ていて、取らぬ狸の皮算用に終わりそうです。

## 世論調査でも見放された「2020東京オリンピック」

2019年中は、東京オリンピックに反対や中止をとなえると「国賊」扱いされかねない国民の支持がありましたが、パンデミックと「1年延期」を経験することで、国民意識も大きく変わってきました。

2020年7月5日投開票の東京都知事選に絡み、東京新聞は、6月26―28日に世論調査を実施しました。来夏に延期された東京五輪・パラリンピックについて、「中止」や「再来年以降への再延期」を求める回答が51・7％に上り、半数を超えました。一方で、「来夏の開催を求める」回答が46・3％となり、意見が割れる結果となりました。年代別では、30代以下の6割弱が来夏の開催を求めているのに対し、40代以上は、中止や再延期が6割近くに上ったといいます（東京新聞6月29日）。

朝日新聞は、同じく東京都知事選にさいしての世論調査結果として、「東京五輪、『来年も無理そう…』世論調査に現れた『都民の本音』　3カ月でガラリと変わったムード」（with News 7月3日）と報じました。

3月の調査では、1年延期決定を「大いに評価する」57％、「ある程度評価する」35％で、9割以上が政府と東京都の開催努力を評価していましたが、6月末の調査では、「来年夏に開催する」35％、「再び延期する」28％、「中止する」31％へと変わり、「政府や都がめざす来夏開催に賛同する人は4割に届きませんでした」。

東京都民について「開催地として、期待も大きいと思っていたのですが、『中止』が3割を超えたのは意外でした」と解説されました。職業別では、主婦層の42％が「来夏に開催」と答えましたが、自営業者層では「来夏に開催」を望む人は30％にとどまりました。コロナウィルスの打撃の大きさが、世論にも作用しているようです。

若年層は、「来夏に開催」を期待する声が比較的多く、中堅層は意見がみごとに分かれました。高齢層では「中止」が4割近くになりました。支持政党別にみると、安倍政権を支える自民支持層では「来夏に開催」が48％と5割に迫るのに対し、無党派層は「来夏に開催」が32％、「再延期」が31％、「中止」が32％と並びました。立憲民主党支持層や共産党支持層は「中止」が半数程度を占める、といいます（朝日新聞7月3日）。

どうやら、１９６４年オリンピックの華やかな記憶と郷愁を持つ人々ほど、世界から歓迎されざる感染症下での２０２０東京オリンピック開催強行を、あきらめているようです。

## 医療従事者もスポンサー企業も開催に懐疑的

日経メディカルが行った医師５０５５人に聞いた「東京２０２０は開催できると思いますか?」というアンケートで、「開催すべきでない」という回答が4割あった、といいます（日経メディカルオンライン7月13日）。

日本語版「Forbes」には、松永裕司「東京五輪は果たして２０２１年に開催されるのか新型コロナとスポンサー問題」が掲載されています(2020年6月22日)。それによると、東京オリンピック・パラリンピックのスポンサーをつとめる企業中、開催が延期となった来年までスポンサー契約を継続するかどうか「未定」と回答した企業が65%に上った、といいます。アンケートで「延長する」と回答した企業はわずか12%であり、また延長により追加協賛金を求められた場合には「できない」「金額による」と答えた企業が14%ありました。

そこでは、巨大イベント・プロデューサー、国際オリンピック・ブローカーになった電通との関わりも、指摘されています。

「6月16日には組織委員会の高橋治之理事が、2021年の開催が危うい場合、再延期の方針もありえると主張したとの報道がなされた。この発言は『たかが一理事のコメント』では済まされない。高橋顧問は電通の元専務だ。電通のスポーツ・ビジネスを確立した人物でもあり、現在の電通五輪関係者は彼の影響下にあるといっても過言ではない。五輪の国内スポンサー担当は電通だ。冒頭のスポンサー・アンケートに関連する裏事情を推測してみたくもなる。こうした世界的な状況と関係者の憂慮からすると、東京五輪は『無観客』による2021年開催、もしくは2022年への延期が現実的と考えても不思議ではない。」

財政問題も、不安定要因です。松永レポートでは、「延期決定前、2019年12月にまとめられた予算計画第4版によると、大会予算は東京都が6000億円、組織委員会6000億円、国が1500億円を負担。総計1兆3500億円と見込まれていた。……組織委員会の収入内訳は、国内スポンサーからの協賛金3480億円。チケットの売上は900億円となっている。冒頭に示したように国内スポンサーの中には、2021年の契約について難色を示す社もあり、追加協賛金の積み上げに期待するのは難しい。観客動員による900億円も無観客開催となると危ういのではないか。しかも延期による追加コストについては『数千億円規模』と見込まれている。明るい話題は、IOCが5月にオンラインによる理事会を開き、東京五輪延期に対する追加予算8億ドル（900億円弱）を負担する対応策を承認したことぐらいだろうか。

来年の開催については、『コンパクト化』という方向で調整が進んでいる。来日する国賓を厳選し、選手たちに随行する関係者を減らすとしているが、さらに無観客も含めた実施が検討されている可能性は残っている」――このように診断されています。

日本政府・東京都・組織委員会は、無観客ではなく、規模を縮小した簡素でコンパクトなかたちででも2021年夏開催に、あくまでこだわっています。2020年東京オリンピックは、歴代内閣最長をめざしてきた安倍首相にとって、改憲着手と共に、最後の花道になるはずでした。オリンピック憲章により開会宣言をするはずの「国家元首」令和時代の天皇と共に、どうなるのでしょうか。後生の人類のために、これらの経緯についてのすべての歴史的記録は、厳密に残され、将来公開されるべきです。

## 感染症と人権、差別と結びついた感染のバイアス

中世のペスト（黒死病）流行のさい、神への祈りによってもおさまらない感染の広がりに、ヨーロッパでは、ユダヤ人虐殺がおこりました。

「1347年から50年にかけて、中世ヨーロッパでは、少なくとも人口の約3分の1がこのペストの犠牲者になったといわれています。当時は医学が発達しておりませんから、ペストの原因として大気汚染説、死神説、魔女説、ネズミ説などがありました。その中で『ユダヤ人が井戸に毒を盛ったから死んだんだ』とするユダヤ人説があります。ユダヤ人にはこのペストの犠牲者が少なかったからです。中世後期のユダヤ人は裕福でしたからペストを予防でき、ユダヤ人の戒律である食事規制が健康を保つ一因となったのです。『なぜ、ユダヤ人の犠牲者が少ないのか。ユダヤ人のせいだ』として、実際に多くのユダヤ人が殺され、また追放されました」（黒川知文「ユダヤ人の歴史―迫害の克服と信仰の保持―」宗教情報センター2013年10月14日）。

2020年の新型コロナ・パンデミックでも、さまざまな偏見やステレオタイプから、人種差別・感染者差別・地域差別がおこりました。当初は中国が発症地だったので、欧米では中国人差別・アジア人差別がありました。アジアの顔の日本人も、ショッピングや通勤で近寄るこ

とが忌諱されました。

健康と医療保険がビジネスであるアメリカでは、コロナ感染が無保険貧困層・非白人にひろがるなかで、白人警官の黒人男性ジョージ・フロイドさんに対する差別的暴行死が引き金になって、全国的な「ブラック・ライヴズ・マター（BLM）」の人種差別反対運動がおこりました。マスクもつけないトランプ大統領の白人至上主義・感染対策批判とも相まって、11月の大統領選挙にも大きく影響すると思われます。

アフリカでも感染が広がっていますが、生活のために隔離をおそれ、病院に行かない人々が多数です。

第一部2で紹介した藤原辰史さんのネットロア「パンデミックを生きる指針」は、こう述べていました。

「現在も、疑心暗鬼が人びとの心底に沈む差別意識を目覚めさせている。これまで世界が差別とことん戦ってきたならば、こんなときに『コロナウイルスをばら撒く中国人はお断り』というような発言や欧米でのアジア人差別を減少させることができただろう。あるいは、政治家たちがこのような差別意識から自由な人間だったら、きっと危機の時代でも、人間としての最低限の品性を失うことはなかっただろう。そしてこの品性の喪失は、パンデミック鎮静化のための国際的な協力を邪魔する。」

## 「日本モデル」の根本的欠陥と同調圧力

日本でも、コロナ感染が広がってくると、はじめは中国人・韓国人への蔑視と差別、ヘイト言説の強まり、やがてクルーズ船下船者やクラスター関係者への敬遠・偏見・差別、ついには感染対策第一線にある医療関係者に対する忌諱、看護師のタクシー乗車拒否やこどもの保育園受入拒否まで現れました。感染者を受け入れた病院には、一般外来患者も近づかなくなり、大きな経営的損失を受けました。7月末まで感染者ゼロが続いた岩手県などでは、他県ナンバーのクルマが警戒されるなど、地域的格差や感染度に伴う対立・紛争もありました。

さらに、7月には沖縄米軍基地内での集団感染が明らかになりました。日本における検疫・水際作戦の根本的な欠落、地域に密着した米軍基地での感染が、日米地位協定によって軍事機密とされ、日本側に伝えられませんでした。軍用機での来日など検疫も日本の保健所の権限もおよばないところで感染症が持ち込まれ、米国人兵士・家族が日本人基地労働者や基地近隣市民と日常的に接触している、屈辱的問題もあらわになりました。

それればかりではありません。緊急事態宣言で「補償なき自粛・休業要請」が出されると、本来政府の感染施策に向けられるべき不安と不信が、住民同士の相互監視・疑心暗鬼・諍いとなり、休業しなかった娯楽施設や飲食店に「コロナ自警団」によって警告文が貼られ、インターネット上での「感染者狩り」、誤った情報による風評被害まで広がりました。マスクをつけないバスの乗客が暴行を受けたり、ちょっとしたくしゃみでまわりの人々がパッと散る場面も、しばしば見られました。そのため「自粛警察」などという言葉も生まれました。

本来、国籍も宗教も地域も性別・世代もこえて対処すべき感染症が、その恐怖と不安の故に、大きな分断と孤立をもたらしました。社会運動・市民運動もオンライン利用でしか結びつくことができず、香港の民主化運動への連帯もツイッターデモぐらいで、もどかしいものでした。

特に日本では、戦前天皇制と軍国主義の名残で、隣組・町内会や村八分、地域自警団のように、移動する個人や言論の自由に対する非難と同調圧力、生活保障のない「自主的」休業が、普通にみられました。新自由主義で強められた、競争原理と自己責任論の悪しき現れです。

藤原辰史さんのエッセイは、こう結ばれていました。

「危機の時代は、これまで隠されていた人間の卑しさと日常の危機を顕在化させる。危機以前からコロナウイルスにも匹敵する脅威に、もう嫌になるほどさらされてきた人びとのために、どれほど力を尽くし、パンデミック後も尽くし続ける覚悟があるのか。皆が石を投げる人間に考えもせずに一緒になって石を投げる卑しさを、どこまで抑えることができるのか。これがクリオの判断材料にほかならない。『しっぽ』の切り捨てと責任の押し付けでウイルスを『制圧』したと奢る国家は、パンデミック後の世界では、もはや恥ずかしさのあまり崩れ落ちていくだろう。」

日本という国は、いや日本に生きる私たちは、２００９年の経験、２０１１年の経験をすぐに忘れたように、パンデミック後の世界に、何事もなかったかのように参入していくのでしょうか。それとも、２０２０年の体験を、政治経済社会システムの刷新と再生、自然との共存・共生の方向へと、生かして行くことができるのでしょうか。

# 第二部　2009年パンデミックの体験

## ――発症地メキシコ滞在記

# はじめに

第二部には、２００９年4月から２０１０年にかけて世界を席巻した新型インフルエンザによる「パンデミック」を、その感染の発祥の地メキシコに3月から滞在していた経験から、当時の私の個人ホームページ「ネチズンカレッジ」(http://netizen.html.xdomain.jp/home.html)に掲載したウェブ日記にもとづき再現します。

２０２０年のパンデミックについて、人文社会科学の側から最も注目されているのは、発症地である中国・武漢在住の作家・方方女史の『武漢日記――「封城」(ロックダウン)下の武漢の暮らし』(その後、『武漢日記――封鎖下60日の魂の記録』として河出書房新社から刊行、飯塚容・渡辺新一訳、２０２０年9月)です。日本でも「コロナ禍に最初に見舞われた感染地の住民による第一報の克明な記録」(馬場公彦、HONZ.jp ニュースブログ4月27日)と紹介されました。現地で1億の読者をもったブログの記録ですが、中国政府からは弾圧され、作者は「未来の人々はこれらを読んで、２０２０年にはウイルスが起こした疫病が武漢に蔓延したことと、もう一種の疫病が言葉の形で私のブログのコメントに蔓延したことを知るだろう。武漢における疫病の蔓延はこの一千万都市に前代未聞のロックダウンをもたらし、私のブログのコメントの疫病はこの時代のかくも鮮明な恥辱を示している」と述べました（田畑光永訳）。

これに比すべくもありませんが、私が２００９年新型インフルエンザによるパンデミックを発症地メキシコで体験した記録も、何らかの歴史的意味を持つだろうと思われます。

２００９年の新型インフルエンザによるパンデミックについては、国立感染症研究所ホームページに、感染症対策の立場からの記録が残されています。日本国内における経緯・メディア報道については、現日経新聞社会部次長の前村聡が内閣官房ホームページ「新型インフルエンザ等対策　過去のパンデミックレビュー」を書いています。

実は、この２００９年のパンデミックは、麻生内閣末期の一つの争点であり、民主党政権誕生の一つの契機となったものでした。当時の厚生労働大臣が後に東京都知事になる舛添要一で、９月に民主党への政権交代がありました。そのため、麻生内閣と言うよりも、舛添厚労相の対応が感染症対策としてクローズアップされました。また、国内感染の始まりが関西であったことから、橋下徹大阪府知事の学校一斉休校などの強行措置が争点となったのです。これらの経緯は、今日でも、舛添要一・橋下徹のホームページで確認できます。

本書では、それらの政治過程を振り返ることよりも、パンデミックという世界的感染に当たって、私自身が見聞した状況を、記録として残すことにしました。一つは、私自身が新型インフルエンザ発症の地とされるメキシコに当時滞在中で、メキシコ国内での動揺と変化、ＷＨ

O、世界と日本政府の対応、日本国内での感染の広がりを体験したからです。
いまひとつは、この記録を見ると、2020年に入っての新型コロナウィルスに対する日本の対策の中に、きわめて類似した行動パターンが見出されるからです。

具体的には、①外国での発症への無関心、②WHOや米国の対応への様子見、③メキシコ帰国者への水際・隔離政策の失敗、④国内市中感染発見後の初動対応の遅れと無力、⑤マスク供給の不足と医療体制の不備、⑥感染者に対する差別・自粛警察風バッシング、等々の近似性が見出されます。

以下の私の日記には、敢えて2009年3月15日のメキシコ入国から、同年8月末の日本での政権交代までの不定期な更新情報を、そのまま入れてあります。メキシコと日本の両国における「日常」から「非日常・再日常」への変化と、2020年における世界的な「非日常」の到来を、重ね合わせて考えてほしいと願ったからです。

# 1　パンデミック前夜のメキシコ

## ●2009年3月15日「5年ぶりのメキシコ」

メキシコに着きました。5年ぶりです。昼は25度、半袖で十分です。標高2200メートルにある人口2000万人の世界都市の空は、10年前、5年前にくらべて、少し青空がのぞくようになっていました。これが経済危機の思わざる所産でなければいいのですが。

心配していたIT事情も改善、10年前にNiftyのローミングサービスにダイヤルアップ接続していた、同じメキシコ大学院大学（El Colegio de Mexico、コレヒオ）のゲストハウスが宿舎ですが、今度はワイアレスLANで一発接続のネット・サーフィンができます。日本との時差は15時間遅れ、メキシコ便り2009年版をお送りできそうです。でもまだ街は見てませんし、時差ぼけがひどいので、レポートは後日。日本とアジアの政治は、しばらく望遠鏡でのぞくこととします。

## ●2009年3月23日「コヨアカン、フリーダ・カーロ、トロツキー」

暑い日ざしのもと、コヨアカンを散策してきました。地下鉄の駅には狼のマーク、そう、かつてはコヨーテの出る村だったのです。それが今では、人口2000万の世界最大都市の中心に近い高級住宅街、この国の近代化・都市化は、もはや発展途上国ではなく中進国、ウォーラーステインの世界システム論でいえば、すでに周辺から脱却し、中心への飛躍をめざす半周辺の有力国家です。

2004年にも一度国際会議で来ていますから、5年ぶりになるでしょうか。コヨアカン巡りの定番コース、地下鉄駅前のデパートを通り抜けて、大きな植物園の緑を楽しみながら、フリーダ・カーロ美術館とレオン・トロツキー博物館をゆったりとまわりました。デパートには世界最先端のブランドショップが並び、マクドナルドもスターバックスもすっかり定着していま す。紫色の花のなる木は何というのでしょうか、日本なら桜並木にあたる満開ぶりです。

21世紀に入って、女流画家フリーダ・カーロの名声は、すっかり定着しました。美術館にはアメリカ人らしい観光客の列、入場料45ペソはちょっぴり値上げしたようですが、5年前は1ペソ＝15円換算だったのが、対ドル・ペソ安と円高で1ペソ＝7円まで半減していますから、大日本円をも持つ身には割安な感じ〔2020年現在の入場料（平日）は、一般230ペソ、大学教員・学生は45ペソ〕。あの顔や身体に釘やチェーンを打ち付けたフリーダ・カーロの幻想世界が、たっぷり味わえます。寝室にかざられたマルクス、エンゲルス、レーニン、スターリン、毛沢東の写真もそのまま、夫のディエゴ・リベラの壁画の方が芸術的には迫力がありますが、この美術館では脇役です。静かな庭のたたずまいもそのままで、あわただしかった日本からの脱出と、時差ぼけのなかでの当地での入国・滞在手続き、赴任先エル・コレヒオ・メヒコ（メキシコ大学院大学）の客員講義もしばし忘れ、「短い20世紀」を、ぼんやりふりかえる余裕も出てきました。

そこから5ブロックほど石畳を歩くと、かのレオン・トロツキーが暗殺された、砦のような石の館、カーサに着きます。今回が5度目のメキシコで、毎回定点観測していますが、以前より訪問客が増えたようです。教師に引率された小学生のグループにも会いましたから、リーマン・ショックによる昨年9月以降の劇的なグローバル世界恐慌突入が、トロツキーの亡霊を蘇らせたのかもしれません。

スターリンの刺客の凶器に倒れたトロツキーの墓標のそばには、真っ紅なデイゴの花。すっかり整備されて、おみやげグッズも多彩になっていました。以前は、ここでは受付の老女以外に女性博物館員はみられなかったのですが、今回は、ジーンズ姿の若い女性が、庭に水をまいていました。訪問客にも、女性が目立ちます。フリーダ・カーロの人気によって、フリーダとディエゴ・リベラの夫婦仲に水をさした「フリーダの愛人トロツキー」の役回りが、トロツキー復権に一役買っているのでしょうか。

今年1月からの訪問客サイン帳があり、サインしながら覗くと、日本人は私が3人目、アメリカと、ブラジルなど南米諸国の訪問客が多い様です。かつての「アメリカの裏庭」南米は、今や反米左派政権の林立する合衆国の泣きどころです。北米自由貿易協定（ＮＡＦＴＡ）を通じてアメリカ経済に縛られた中米メキシコは、南からの左派の波とも、つきあわなければなりません。どこか、アジアでの中国台頭に悩まされながら、日米運命共同体から逃れられない日本と、似ています。残念ながら、日本には、亡命者トロツキーを受け入れたような度量の伝統がなく、したがって、世界中から巡礼者をひきつけるような博物館もありません。強いていえば、広島・長崎の原爆慰霊碑と、沖縄の平和の礎でしょうか。

さらに東に５００メートルほど歩くと、なつかしい店がありました。ちょうど10年前に、今回と同じコレヒオの客員講義で滞在し、大学ゲストハウスでの自炊でずいぶんお世話になった、オリエンタル・ショップが健在でした。ここメキシコシティには、日系企業の進出に伴う日本人滞在者が増えて、寿司バーを含む日本食レストランが一説では60軒もあり、日本食専門のスーパーも数軒あるそうです。このなつかしい店は、中国系・韓国系商品が多く国籍不明、日本系は片隅です。それでもウナギの蒲焼きの冷凍食品や鯖の味噌煮の缶詰め、インスタントラーメン・みそスープにカリフォルニア巻き寿司セットをみつけ早速購入、タコスやトルティージャに飽きても、これでひと安心です。

もっとも、寿司やトーフ、醤油や味の素なら、大きな現地スーパーで、どこでも売っていま す。今回重宝しているのが、日本でもお馴染みの、レンジでチンのごはんパック、近くのスーパーで、簡単に手に入ります。10年前は、カリフォルニア米「錦」や「富士」を買ってきて、ゲストハウスの薄鍋で苦労して炊いたのですが、今回は、電気釜も黒焦げのおそれもいりません。ひとり分が3分で、あっという間です。これで19世紀末・20世紀初頭のカリフォルニア日系移民や当地メキシコの榎本移民（19世紀末から20世紀初頭に榎本武揚によって推進されたメキシコ植民団）の苦労が、また忘れられていくだろうなと感じつつ、日本大使館の滞在心得やガイドブックには「絶対乗ってはいけない」とある、禁断の流しのタクシー＝リブレLibreを調達。メーターを落としてくれないので、いくらかかるかとおそるおそる100ペソ札を出したら、ちゃんと50ペソ＝350円のおつりをくれました。もっともメーターつきなら、たぶん20ペソ＝140円くらいでしょうが。

こんな冒険に役に立っているのが、Google Mapと、現地在住日本人の充実したブログです。「海外ブログ村、メキシコ情報人気ランキング」（https://overseas.blogmura.com/mexico/）まであって、数々の生活情報・観光情報が載っています。そこにアドレスがあれば、それをGoogle Mapに打ち込んで、最新の地図が簡単に出てきます。縮尺を工夫して広域・精密の2枚の地図を、ポータブルプリンターでプリントアウトして持ち歩けば、全くスペイン語の分からない身でも、運転手に見せて、ちゃんと目的地に到達できます。もっとも、料金交渉の技はまだまだですし、流しタクシー＝リブレの本当の危険は強盗や殺人ですから、夜の移動には、メーター付シティオSitio＝ブース待ち無線タクシーが欠かせません。

この国の最大の危険は、経済危機と反比例で広がる麻薬売買の巣窟・対米密輸中継地になりつつあることです。近く米国クリントン国務長官がやってくるのも、麻薬撲滅の共同行動を強め、国境地帯の治安を維持するためです。日本では芸能界や学生に広まりつつあるドラッグ問題が、中南米では深刻な外交・内政問題です。

## メキシコ政治、IT事情、コレヒオ講義

ゲストハウスの自室には、テレビもラジオもありません。2階のロビーにある共用テレビもスペイン語のみですから、敢えて見る気になりません。世界情報の入手手段はインターネットだけと割り切ると、10年前にはなかった無線LANのありがたみも、ひとしおです。日本のニュースは、日本語のGoogleニュースと英語の「News on Japan」でサーフィンします。日本版Googleニュースをこちらから見ると、灰色の民主党小沢一郎代表の続投とか、麻生首相の「株をやると田舎では怪しい」発言とか、藤原紀香の離婚騒動とか、恥ずかしくなるニュースばかりが、大きく報じられています。

私が現代日本論を講じるコレヒオの大学院生たちは、ほとんどが日本研究専攻でも、日本語はあまり読めません。ですから講義の配付資料は、「News on Japan」の英語ニュースから手に入れます。すると、世界から見る日本への関心が、よくわかります。インターネットカフェで寝泊まりする派遣切り失業者、企業城下町トヨタ市の様変わり、上野公園のホームレスのな

かでの古参組と新参者の対立、はては「Japanese Women hunt for Husbands as Refuge from Deepening Slump（暴落から逃れるために日本人女性は結婚する）」（Bloomberg ２００９年３月17日）という、前年比マイナス12・1％の深刻な経済恐慌突入で、不安定雇用女性の結婚願望が高まり婚姻率が上がったという少子高齢社会のアイロニーな統計分析とか、深刻な日本社会の現実を鋭く抽出したレポートが満載です。

アメリカに発した世界恐慌を、日本の「失われた10年」のグローバル版に見立てて、将来を予測する記事も出てきます。ここメキシコでもアメリカからの打撃は深刻ですが、アメリカとほとんど一体化した日本の政治経済こそ、世界恐慌の行方を占う実験場と見られているようです。

本サイトもこれまで、20世紀を大きく規定した１９２９年恐慌になぞらえ、今日の危機を「世界恐慌」と呼んできましたが、当地から眺めるグローバルな危機の広がりと、浜矩子さん『グローバル恐慌　金融暴走時代の果てに』（岩波新書）の卓抜な「円＝隠れ基軸通貨」説にならって、これからは「地球恐慌」とよぼうかと思います。そこで、４月に頼まれた、客員講義とは別の公開講演会の与えられたタイトル「Contemporary Japan in Crisis（危機の中にある現代日本）」に、「Global」と「?」マークをつけて、「Contemporary Japan in Global Crisis?（日本はグローバル危機のさ中にあるか?）」としてみました。つまり、深刻な地球的規模での危機＝恐慌下にあり、客観的には沈没・破綻状態にあるのに、なぜか世界に無関心で、政治家も経済界もマスメディアも千年一日の内向き景気対策、表面的には、庶民の日常もかつての「豊かな国」と変わらないように見える日本、それはなぜなのか、という謎解きです。遠くから望遠鏡で見ると、日本にいては見えにくい問題が、発見できます。

実は、日本から持ってきた愛用コンピュータMAC Powerbook G4＝17インチの調子が、よくありません。こちらの110ボルトの電圧が不安定で、うまく適応できないようです。なにしろこれまでの「メキシコ便り」にあるように、かつて前身機種G3（Power Macintosh）が壊れた国です。せっかく持ってきたポータブルプリンター、デジタルカメラも、10年前より便利な無線LAN環境も、本機がダメになれば、ただのお荷物です。まだメキシコの秋葉原＝パソコン電気メルカド（マーケット）には行ってません。マックを直せる店を、早く見つけておかなければ。

秋葉原といえば、カタカナのアキハバラにちなんだ当地のコスプレ祭り「コスプレ　TJ2007」は今年大盛況で、ANIME EXPO 2009には数千人が集まったとか。いまや、日本の最強の輸出産業で、当地の大学院生たちも、「オタク文化」に強い関心を示しています。麻生内閣誕生も、その後の失言・支持率急落も、このマンガ風文脈で理解されている哀しい現実があります。これをどのように料理すべきか。しばらく悩みが続きそうです。

## ●2009年4月1日「文明は文化を平準化し、文化はマイノリティを駆逐する?」

Hola, Buenas Tardes!（こんにちは）、メキシコから第2信です。前回お伝えした今が満開の紫の花は、「ジャカランダ（ハカランダ）」というのだそうです。トロッキーの終の棲家の近くにも、いっぱい咲いていました。日本でいえば、春を告げるサクラです。

ようやく、メキシコ（メヒコ）風生活に慣れてきました。10年前の滞在記「メキシコ便り」には書いていませんから当時の入国はスムーズだったようですが、今回は、日本大使館、領事館、メキシコ外務省、移民局、銀行口座開設等々の窓口での手続きがやたら多く、サインが一つ足りないとか、写真は眼鏡なしでなければいけないとか、ささいな無駄足もあって、そのたびに、相手のスペイン語に対して英語での交渉。やっと入り口関係はなんとか完了しましたが、出口の帰国日程・航空券の問題は残されており、プチ官僚主義との憂鬱な闘争は続きます。

もっとも、赴任先のメキシコ大学院大学（コレヒオ）の方はスムーズで、講義は、無線ランにデル・パソコンをつないで、大型スクリーンにプロジェクターなしで、日本語サイトのサーフィンもパワーポイント授業もできます。受講生への参考文献指示も、メーリングリストにURLを書いて一発、10年前にパスポート写真持参で3日間かかった身分証明書（ID）作りも、デジタルカメラの前にすわってパチリ、3分で出来上がりました。

IT環境は、飛躍的に良くなっています。といっても、ネットカフェは多いのですが、一般家庭へのパソコン普及率は、世界平均に近い10％以下らしく、携帯電話（セルフォン）普及も、

6割程度のようです。先日地下鉄に乗っていて、日本ではおなじみの携帯チャカチャカが、この国ではほとんど見られないのに気付きました。わずかに一度、隣に座った白人中年女性が、こっそりハンドバッグから取り出して画面を確認しすぐにしまっていましたから、まだまだ子どもに持たせるという世界には遠いようです。

ウェブ上のあるレポートでは、「メキシコ政府は、〝携帯電話ユーザーの全国規模での登録に着手し、利用者すべての指紋を採取する方針〟です。〝携帯電話を使ってゆすり行為や誘拐の身代金の交渉を行う犯罪〟があまりにも多く、通話やメッセージを携帯電話の所有者と適合させる必要に迫られているからです。同国では、現在8000万台の携帯電話が使われているが、その大半はプリペイド方式であり、身分証明なしでも店舗で購入できてしまうので、誘拐や麻薬売買の連絡などに使われやすいからということです。これに伴い、利用者は、もし携帯電話をなくしたり盗まれたりした場合には、すぐに報告しなければいけません。きちんと報告をしないと、盗まれた携帯が犯罪に使われた場合には、その責任を問われることになるからです。また、誰かに貸与する場合も同様に報告が必要です」とあります。

流しタクシーや麻薬取り締まり同様、治安維持との関係のようです。こんな問題を、メキシコの学生や友人たちと議論するさい、日本語ウェブの「社会実情データ図録」(https://honkawa2.sakura.ne.jp/index.html) が、大変役に立っています。先週の講義では、日本女性の結婚・出産・育児で退職し、子どもがおおきくなってパートに出る就労構造、M字型カーブで盛り上がりました。

10年前の地下鉄車内では、ギター片手の生演奏やマリアッチ・ライブを、まだみかけました。それがいまや、CDプレイヤーをナップサックに入れてボリュームをあげるだけの物乞いビジネスに変わっていて、興醒めです。革命広場ソカロ周辺に行けば、まだマヤ・アステカ文明の名残りを彷彿とさせる、原住民の音楽や踊りの大道芸に出会えますが。

世界中どこでもそうですが、周辺＝原住民やマイノリティの権利が認められる一方、それが市場に組み込まれ、サービス産業末端で「伝統」を売るショービジネスとしてしか生き残れなくなってきているのが、気になります。ちょうど、20世紀後半に先進国で広がったエコロジー思想が、グローバルには「エコ・ビジネス」「エコ・ツアー」に変身し、定着したように。10年前も紹介したこの国の存在と有り様を解く名言、「嗚呼、哀れなるメヒコ、かくも神より遠く、かくもアメリカに近く！」が、今回もしみじみと感じられます。


サン・アンヘル、メキシコのアキハバラ、外から見える日本

久しぶりで公用のない土曜日、サン・アンヘルの土曜美術市に行ってきました。無名の画家たちが、自分の作品を路上に展示し、即売しています。中には画家がバイオリンをひいて、絵と音楽をコラボするコーナーもあります。

公園の中央の舞台では、野外音楽会も開かれます。野外音楽堂舞台の石造りの背面に、大き

な白い布が垂らされました。その布の前には、大きなペンキの缶が五つほど。脇にヤマハのドラムセットもありますが、まだ演奏は始まっていません。すると、一人の若者が、大きな刷毛を持って舞台に上がり、いきなりペンキで絵を描きはじめました。器用です。たちまち音楽堂の舞台全体がキャンバスに変身して、大きな老人の姿が、原色で鮮やかに描かれていきます。その時間約20分、たちまち今日のレゲエ・コンサートのバックが、手作りで完成しました。まさに、ライブのペインティングです。伝統の壁画芸術とエスニック音楽は、一つになっています。

周りの小道のにわか画廊に、所狭しとかかげられた絵の中には、フリーダ・カーロ風幻想画もあれば、ピカソ風アブストラクトも、ベラスコ風の風景画も、アステカ風刺繍画もあります。すごいと思う額入りの大きな絵は、さすがに高くて数千ペソ、今回は見合わせです。額なしのペイントやスケッチのいいものを見つけ、その場で交渉です。はじめの1枚は気に入って、言い値で500ペソ＝3500円払ってしまいましたが、ポケットにカシオ計算機を入れてきたのを思い出し、2枚目からは、万国共通の、言い値の半額からの価格駆け引き。帰国時の荷造りも考えて、小品数枚をゲットしました。隣で売ってる民芸品や彫刻は、今回はパス。まだ2か月はあります。10年前はメキシコ国内旅行にせっせと出かけましたが、今回はしばらくシティにおちついて、この週末の愉しみを、じっくり味わうことにします。

数日前、ウェブからの講義用教材作りに熱中していて、持参したキヤノン・ピクサス・ポータブルプリンターのインクが、切れてしまいました。予備も持ってきたのですが、それもおしまいです。日本ではレーザープリンターばかり使ってきたので、インクジェット部品の不便さに、思いいたりませんでした。途方にくれて、キヤノンの現地法人電話番号まで調べたのですが、ふと記憶が蘇って、確かソカロの革命広場の近くに「メキシコの秋葉原」があったはずだと、気がつきました。幸い講義は午後からなので、思い立ったらいざで、地下鉄を使いメルカード（市場）探し。インクの空き箱を持って、中華街近くを聞き歩き、ついにみつけました。

なつかしい「メキシコの秋葉原」、といっても、現在のオタク、コスプレの麻生首相御用達「アキバ」ではなく、大きなビルに小さな電気機器店がぎっしり入った、「昔ながらの秋葉原」風パソコン通りです。でも、こちらのプリンターは、ＨＰ（ヒューレット・パッカード）とエプソンが圧倒的に強いらしく、肝心のキヤノンの15番は、店頭に見当たりません。ようやくある店で見かけたらカラー用のみで、切れたブラックがありません。

すると、近くにいたあんちゃん風若者が、大丈夫おれがみつけてやるといって、手許に商品もないのに、いきなりスペイン語で価格交渉です。メモ用紙に５００ペソ＝３５００円ときたので、さすがに高すぎると値切り、３７０ペソ＝２５００円まで落として「シー」＝イエスの合意。５分待ってろと消えた若者は、どこかの店でみつけたらしく、しっかりキヤノンの15番ブラックの箱をみつけて、持ってきました。本当は2箱ほしかったのですが、ともかく中身が気になるので購入、早速宿舎に戻って付け替えると、ばっちり動きます。値段も日本のウェブ上で1500円とありますから、輸入品価格としてはまあまあかと納得。

総じてパソコン関係は、国際価格が平準化されていて、安くはなりません。日本製品は特に、米国・韓国・中国製とくらべて、割高な感じです。でも、後顧の憂いなくプリントできそうで満足。ついでに、マックの専門店も一つみつけました。これで、IT関係は一安心です。今週も2度ほどあった短時間の停電と、ブロードバンドとはいえYouTubeまで見るには遅すぎる無線LANを除けば。

ここまで書いた価格は、すべて1ペソ＝7円換算、実はこれが、メキシコ経済の苦境を物語っています。10年前の「メキシコ便り」を読むと、1ペソ＝15円換算だったようです。円とメキシコ・ペソの直接兌換はほとんどありませんから、あいだに米ドルが入ります。円がドルに対して強くなり、ペソがドルに対して恒常的に弱いために、日本人には割安に感じられるのです。

実際この国はインフレ気味で、昨年リーマン・ショック以前から、物価は上がり気味でした。地下鉄の1回初乗り全区間2ペソ据え置きは、庶民向け公共料金のためで、例えば前回10ペソのトロツキー博物館入場料は、今回35ペソと3・5倍です。大型スーパーの肉や生鮮食料品、特に医療費や観光客向け商品は、相当高くなっているそうです。そこに、隣国アメリカのリーマン・ショックで金融経済恐慌。NAFTA（北米自由貿易協定）による対米依存度が高いだけ、メキシコ経済を直撃します。まだ外国企業の撤退や首きり・失業の問題は調べていませんが、いずれボディブローが効いてくるでしょう。

英文「News on Japan」を見ると、日本政治の混迷もさることながら、英語世界の眼は、日本経済の退潮・沈没を、かたずをのんで見守っているようです。千葉県知事選挙での民主党敗退はとりあげられず、北朝鮮ミサイルへの迎撃はImpossible Mission（不可能）だとする記事は、あまり大きくありません。「日本の若者の80％以上が自国の歴史と文化に誇りを持っている」という報道も、「経済混迷による内向き志向」のナショナリズムと解釈されています。日墨交流400周年の年に、私のまわりの「知日派」メキシコ人たちが憂慮しているのも、それです。トヨタやソニーについての個別情報を、よく聞かれます。世界が協力して地球恐慌に対処しなければならない時に、震源地アメリカに次ぐ経済力を持ちながら、世界への声は聞こえず、ひたすら内向するように見える日本。サン・アンヘルやネット・サーフィンで息抜きしながらも、憂鬱な日々が続きそうです。

## ●2009年4月15日「ワシントン・コンセンサスの遺したものは？」

Hola, Buenas Tardes!　暑い日が続きます。それでなくとも空気が薄い、標高2200メートルの地。チャプルテペック城の上り坂は、疲れました。ぐったりです。メキシコシティの見ものといえば、ソカロの国立革命宮殿に、テオティワカンの太陽のピラミッド、それにチャプルテペック公園の国立人類学博物館が定番です。人類学博物館は何度か訪ねたので、今回は、同じ公園内の丘の上のお城を目指しました。革命期に倒された独裁者ディアス大統領公邸で、日本で言えば皇居の本丸、現在は国立歴史博物館になっています。

そのお城の石垣自体は公園内の平地なのですが、建物が広大で、入り口までの500メートルほどが、結構きつい坂道でした。しかし、ようやくのぼり切ったところからの景観は抜群、人口2000万都市の全容が、ほぼ郊外まで一望できます。教師に連れられたこどもたちのグループも多く、画家シケイロス描く圧巻の革命壁画の前で、熱心にメモを取っています。

実はこれまでここを訪れなかったのは、シケイロスというとトロツキー暗殺団の共産党系画家というイメージがあって、何となく敬遠していたのですが、やはり政治は政治、芸術は芸術で割り切った方がよさそうです。確かにロシア・リアリズム風の迫力があります。あとで中心街ポリフォルムにある公園内の壁画（ポリフォルム・シケイロス）も見ましたが、なるほどディエゴ・リベラやオロスコとは違った、味わいがあります。もっとも蜂起した民衆や先住民・農民の一人一人の描き方は、やっぱり国立革命宮殿のディエゴ・リベラの壁画の方が、活き活きとしていて個性的です。

こちらにくる前に、わざわざ渋谷駅まででかけて、井の頭線改札口に近いホールに架けられた岡本太郎の「明日の神話」を見てきましたが、日本では「巨大壁画」と称される岡本太郎の傑作も、こちらなら普通の町並みの街路・学校・公園に溶け込んだ、より庶民的な味わいで鑑賞できるだろうな、などと考えつつ坂を下り、さらに公園内の近代美術館、ルフィーノ・タマヨ博物館まで足をのばしました。

美術館内の展示になると、確かにディエゴ・リベラの妻フリーダ・カーロ、それにタマヨの絵が光ってきます。中に一枚、ルイス・ニシザワ（Luis Nishizawa）という日系二世と思われる画家の力強い絵があって、思わず９００ペソもする画集を購入、あとで調べると、英語版Wikipediaにも出てくる有名な画家で、メキシコ自治大学（ＵＮＡＭ）でも教えていたようです。演劇の佐野碩といい、このニシザワ教授といい、バイオリン奏者の黒沼ユリ子さんといい、芸術の世界で活躍する日本人・日系人がいたからこそ、この国の「親日」は長続きしているのでしょう。ちょうどイースター（復活祭）休みに入って、メキシコ湾の港町ベラクレスと中央高原のコロニアル都市グアナファトをまわってきましたが、この話はいずれまた。

メキシコは新自由主義グローバリズムの実験国

「ワシントン・コンセンサス」という言葉があります。ワシントンＤＣ所在のシンクタンク国際経済研究所（ＩＩＥ）の研究員で国際経済学者のジョン・ウィリアムソン（John Williamson）が、ちょうど20年前、１９８９年に発表した論文の中で定式化した経済用語です。Wikipedia日本語版では、「この用語は元来、80年代を通じて先進諸国の金融機関と国際通貨基金（ＩＭＦ）、世界銀行を動揺させた途上国累積債務問題との取り組みにおいて、『最大公約数』（ウィリアムソン）と呼べる以下の10項目の政策を抽出し、列記したものであった。⑴財政赤字の是正、(2)補助金カットなど財政支出の変更、(3)税制改革、(4)金利の自由化、(5)競争力ある為替レート、(6)貿易の自由化、(7)直接投資の受け入れ促進、(8)国営企業の民営化、(9)規制緩和、(10)所有権法の確立」とでてきます。

ただしWikipedia英語版では、より詳細に、この言葉がいかに新自由主義グローバリズムの合い言葉になり、IMFや世界銀行、アメリカ財務省によって広められ、ソロスやスティグリッツにより批判され修正されても生き残ってきたかも書かれています。現在進行形の世界恐慌を、こちらで集中的に勉強しようと、日本から金子勝／アンドリュー・デヴィッド『世界金融危機』（岩波ブックレット2008年）、本山美彦『金融権力――グローバル経済とリスク・ビジネス』（岩波新書2008年）、水野和夫『金融大崩壊――「アメリカ金融帝国」の終焉』（生活人新書2008年）、浜矩子『グローバル恐慌――金融暴走時代の果てに』（岩波新書2009年）をもってきたので、イースター休みにまとめて読みました。いずれもブックレットや新書とはいえ、それぞれに現在の金融経済恐慌に肉迫する力作ですが、ワシントン・コンセンサスは、本山さんの本の冒頭に、今日の金融システム危機を導いた元凶としてでてきます。

少し調べると、そもそもこうしたアイディアの起源が、1980年代のラテン・アメリカ債務危機に対する世界金融資本の立て直し策として生まれ、メキシコは、「ワシントン・コンセンサスの優等生」としてNAFTA（北米自由貿易協定）推進、投資自由化、国有企業民営化の最先端を突っ走り、1994年のペソ切り下げにいたった、実験国であったことがわかります。

ウェブ上の「メキシコ債務の悪循環」という論文（http://www.ne.jp/asahi/hari/nature/report_1/puente/22_02.htm　リンク切れ）には、その「ペソ切り下げの帰結とは、１９３０年代の大恐慌以来、最悪の経済不況である。政府と民間金融部門の失策によって、甚だしいコストがもたらされた。１９９５年だけで１００万人以上が職を失い、多くの銀行が技術的に破産状態に陥り（政府の介入以外に生き延びる道はない）、国内総生産は1年で８％も下落した。影響は中南米やアジアにも及び、何十億ドルもの資金がこれらの新興市場から引き上げられた。この結果、１９９５年2月、米国財務省が異例の緊急融資パッケージを発表する。当初発表された金額は４００億ドルで、これは一国に供与された額としては前例のないものである。１９９６年を通じて実際に供給されたのは、米国財務省の１２５億ドル、ＩＭＦの１７０億ドル、世銀とＩＤＢの40億ドル、商業銀行の10億ドル弱である。国内外を問わず、テソボンドの購入者の大半は損をしなかった。資金をドルで取り戻せたからである。実際、メキシコの金持ち投資家たちは、切り下げ直前の数週間の間にペソを使ってテソボンドを買いまくり、巨額の儲けを手にした。テソボンドのペソ建ての価値は、切り下げ後に倍増している。つまり、米国財務省とＩＭＦによる救済パッケージは、テソボンドの買い戻し資金として使われ、メキシコ人富裕層へのさらなる富の移転に利用されたわけだ。メキシコ企業の株式に投資した外国人投資家は、株価の下落によって巨額の損失を被った。ニューヨークの機関投資家たちは、通貨切り下げを無責任な政策として非難する。だが、彼らも1990年から93年にかけてペソがドルに固定されていたおかげで、証券市場で巨額の富を手にしていたのだった。3月のコロシオ暗殺で切り下げの可能性が高まると、機関投資家たちは金融政策の継続を主張し、結果として切り下げリスクとそのインパクトをさらに強めたのである。これまでのところ、金融破綻の最大の敗者は国内の納税者である。米国・IMFの220億ドルの融資に加えて、従来の債務1000億ドルの返済、さらにメキシコ商業銀行への政府の債務400億ドルの返済義務を背負わされている」とあります。

つまり1997年アジア金融危機以前に、スティグリッツのいう「ポスト・ワシントン・コンセンサス」への軌道修正を余儀なくされる実験が、この国では、国民生活を犠牲にして行われてきました。そして、「米経済誌『フォーブス』の富裕者リストに掲載されたメキシコ人12人の資産は同国のGNPの4・9%に相当する」「公式統計によると、メキシコの貧困の75%は地方で発生したものであり、居住者1億人の半数は貧困の状況にひんしている。世銀報告によると、メキシコ人口の最貧20%の所得は全体の3・8%、最富20%の所得は全体の20%を占める」という社会を作ってしまったのです。

毎年1月の世界社会フォーラム（WSF）で、ブラジルやラテン・アメリカの人々が執拗にワシントン・コンセンサスを問題にしてきたのは、このことだったのです。

そのワシントン・コンセンサスは、今日の世界恐慌のもとで、批判のまとになっています。

1月の世界の政財官指導者が一同に会したダボス会議、世界経済フォーラム（WEF）においてさえ、「崩れる米国主導の自由化至上主義、多難な1年が世界を宗旨変えさせた？」と、「規制は少なく、国境をまたがるモノとカネの流れは自由であればあるほど良いとする考え方」は崩壊し、「冷戦後世界を率いる米国の主導理念だったこの合意が、いまや疑いの対象となった。ワシントン・コンセンサスの優等生だったメキシコの前大統領が、自らの事跡を全否定する勢いの論文を米誌に投稿した。それが『コンセンサス』崩壊の象徴であると、メキシコからの参加者がさかんに注意を喚起した」とのことです。まさに世界は、「星雲状態」に入っているのです。

ところが4月1日のロンドン金融サミット、G8からG20に拡大された世界の指導者の対応は、特にドル基軸を守りたい米英、ユーロの制度化をはかりたい独仏、独自の主導権を狙う中露などの思惑が交錯し、表面上での国際協力はつくろえたものの、会議は踊っているようです。4月1日のエイプリル・フールに開かれたものですから、わが日本のお固い日経ビジネスでさえ、過剰警備で罪のない市民一人の命が奪われた「対話なき『金融バカの日（Financial Fools' Day）』の悲劇」「協調『演出』の裏側――台頭する保護主義・反資本主義」（4月9日）と報じています。タイでのASEAN首脳会議流会（2009年4月11日から開催予定だったが、反政府デモの影響で中止された）も、国内対立と結びついたこの「星雲状態」の流れで理解できます。

ところが英語版「News on Japan」を見ると、どうやらアメリカの眼は、メキシコの経験を深刻に反省してワシントン・コンセンサスそのものを見直すことよりも、メキシコと同じ90年代に「失われた10年」を経験し、なんとか回復軌道に乗せたことになっている、日本の経験に向けられている様です。

「Foreign Policy」4月4日配信の「日本の失われた10年を再考する（Think Again: Japan's Lost Decade)」、「Herald Tribune」4月7日の「日本の『失われた10年』は役に立つ例だ、ただし注意点があるが（Japan's 'lost decade' can serve as example, with some caveats)」、「Newsweek」4月9日の「米国は日本風になるのか？（Is The U.S. Turning Japanese?)」、とたて続けに重要記事が出ています。無論、米国オバマ大統領の就任初会見でのコメント「日本が１９９０年代の景気後退期に迅速に行動せず『失われた10年』と呼ばれる長期不況に陥った」に対応するものですが、それがどの程度に妥当するかを巡って、新自由主義堅持派と、ノーベル経済学賞受賞者クルッグマン教授らの論争になっています。特に国家の危機管理と政治のリーダーシップを巡っては、小泉純一郎内閣の経済政策評価が、国際的論争の焦点です。

もっともエイプリル・フール風のノスタルジックな皮肉は、日本の政治にも向けられています。「Newsweek」4月13日発信は、「日本の失われた指導者（Japan's Lost Leaders)」でした。この重要な危機の中で、支持率低迷の麻生自公内閣と金銭スキャンダル渦中の小沢民主党が、戦略なき景気対策を競いあっている政局を皮肉っています。

笑い事ではありません。今こそ、日本の「失われた10年」の実相を、世界に知らせなければ。

## 2 「嗚呼、哀れなるメヒコ、かくもアメリカに近く」

### ●2009年4月25日「新型インフルエンザの出現」

昨4月24日、突然勤務先のメキシコ大学院大学（コレヒオ）が、全学休講になりました。27日までとなっていますが、もっとのびるかもしれないとのこと。「ニューヨーク・タイムズ」に大きく出ているという友人のメールで、新種のインフルエンザの疑いと知りました。

その時、日本語のニュースはまだ、アメリカのカリフォルニアとテキサスで豚インフルエンザと思われる症状が出て、メキシコでも数例出ているようだという報道だったのですが、その後、たちまちメキシコの死者68人、発症者1000人へと増えました。それも、私の住むメキシコシティが中心です。

ちょうど週末は、南部モレーロス州の農村を見に行く予定だったので、友人の車でシティを離れる途中、大きなスーパーマーケットでマスクを買おうとしましたが、どこも売り切れ、休校になった小中学校のこどもたちも、青い使い捨てマスクが目立ちます。ようやく病院街の専門店で、白いフィルター付き医療用高級マスク（N95）を入手。なんとか都心を離れました。

今の所、田舎の小さなホテルで書いている私は大丈夫、でも来週からいくつか国内小旅行を計画中で、どこまで広がるか心配です。美術館も博物館も劇場も休み、恒例の大学対抗サッカーも中止になったとか。しばらくは人ごみをさけ、マスクで防衛し、蟄居《ちっきょ》しなければならなくなりそうです。

## ●2009年4月26日「感染の広がり、都市と農村の落差」

当地の豚インフルエンザは、Googleニュースでもトップで、リーマン・ショックによる世界経済恐慌以上のホットニュースのようです。まずは、正確な情報を集めなければなりません。WHO（世界保健機関）の緊急事態宣言等の動きは、インターネット上でも、随時報告されています。在メキシコ日本大使館は、メキシコ政府・保健省と日本外務省・厚生労働省の情報の双方を、逐次速報として流し、在墨邦人119番も24時間体制で動いています。

午後の情報では、疑いのある死者は81名、感染者数1324名でした。午後9時に、死者は87人に増えました。さらに10時にAP通信は死者103人、感染1614人と報じ、日本大使館も確認しています。ロイターは、カナダやニュージーランドへの広がりを踏まえて「パンデミック（世界的大流行）の懸念高まる」と流しました。感染中心地メキシコシティとメキシコ州では、大統領命令による小中高大学、美術館等、公共施設の休校・閉鎖措置が、5月5日まで延長されました。6日からの予定の当地の国際シンポジウムがどうなるか、心配です。「メキシコ市、メキシコ州、サン・ルイス・ポトシ州」となっていた感染区域がどこまで広がったかは、公式発表ではわかりません。さっきまで私のいたモレーロス州では、「死者2人」という報道もありました。そんな時、日本語では、「メキシコ情報　海外生活ブログ村」が、役に立ちます。アクセストップの「愛的、日日の記録」さん〔２０２０年現在は https://ameblo.jp/maria-ai/〕、６位の「メキシコ原色模様」さん（https://blogs.yahoo.co.jp/alameda344/　リンク切れ）らが、現地生活に即した再新情報を伝えています。そこにもありますが、感染者は「メキシコ、モレーロス、オアハカ、アグアスカリエンテス、バハ・カリフォルニア、サン・ルイス・ポトシ州など」と広がっている一方、現地の市民生活は、わりと平穏です。

航空機と飛行場での国際水際作戦は徹底している様ですが、庶民の国内移動の圧倒的足である長距離バスはまったく規制されていませんし、自動車移動も規制が難しいですから、おそらく今後の広がりは、ある程度避けられないでしょう。特に私の見るところ、米国国境沿いのバハ・カリフォルニア州ティファナが焦点。米国向け輸出の低賃金工業地帯で、国境の行き来は簡単、ここで感染が広がれば、アメリカが強硬封じ込めに乗り出さざるをえないでしょう。すでに日系企業でも日立は現地日本人社員の帰国まで始めたとのことです。

メキシコは、本多勝一の『アメリカ合州国』風に言えば、「メキシコ合州国」です。大統領権力とは独自に、地方政府の権限も大きく、マスクや人ごみ規制を含め、州政府に委ねられています。現に昨日私が見聞した、南部モレーロス州の片田舎の村祭りは、数千人が夜中までソカロ広場にぎっしり、ダンスや花火に興じていました。挨拶の握手もキスも抱擁もいつも通り、露天の豚肉タコスも大繁盛で（調理した豚肉を食べるのはメキシコ保健省も問題ないとしています）、私のような防毒マスク風白マスクの参加者はほとんどなく、薄っぺらの簡易青マスクもほんのチラホラでした。もちろんテレビや新聞の情報は、口コミも含め流れていますが、もともと日本で言えば明治前の自然村にあたる集落ごとの祭りまで規制する力は、州政府にもないようです。また、村人たちも、永年の血縁・地縁・友人（アミーゴ！）関係で築いてきた相互扶助連帯ネットワークがあり、そこでアメリカからの世界経済恐慌の波にも抗し、自分たちのいのちとくらしを守っている様です。

一説では、今回の大統領命令によるインフルエンザ退治は、アメリカから麻薬密貿易取締強化を要請されている中央政府が、南部のサパティスタ解放軍対策を含む、軍隊をも使った緊急権発動、治安強化・危機管理の実験として、規制の可能な限界を試しているという、うがった見方もあります。

さっき夕方、長距離バスでメキシコシティに戻ったら、下車口で青い簡易マスクを無料配布中。地下鉄はやめて、タクシーで宿舎に戻ったら、日曜5時なのにまことに閑散とした大通り。皆、静かに大波が通り過ぎるのを、ジッと待っているかの様です。そういえば、ドラッグストアとレンタルＤＶＤ屋が大はやりとか。

なお、幼児・こどもや老人の犠牲者が少なく、免疫の強そうな成人に死亡者が集中している点については、こちらでは昨年こどもと老人にはインフルエンザ・ワクチン投与が行われたが、成人は除外されていたからではないかという見方もあります。ただ病原も感染経路もまだまだ未確定です。日本をはじめ、世界各地のアミーゴの皆さんから、多くの問い合わせ・お見舞いのメールをいただきました。この場を借りて、御心配いただだいた皆様に、心からお礼申し上げます。皆様、幸い私は無事で、白マスクも籠城食料も確保しましたから、御心配なく。

## ●２００９年４月27日「ロックダウン、メキシコ風」

大統領令から４日目、メキシコでの死者はまた増えて、午後５時現在１４９人、感染者２０００人以上という報道です。世界的広がりも進んで、ついにスペイン、イギリスと、感染はヨーロッパに上陸、ＷＨＯ（世界保健機関）は、パンデミック前段階の「フェーズ４」と警戒度を高めました。英文「Time」の記事「Swine Flu: 5 Things You Need to Know About the Outbreak（豚インフルエンザ：感染拡大について知っておくべき5つのこと）」が、総合的で冷静に問題を解説しています。韓国でもひとり見つかって、「感染力はとてつもないスピードだ」とする専門家（厚労省新型インフルエンザ専門家会議の大西正夫、テレビ「朝ズバッ！」での発言）の話も。

当地夜10時、このWHO「フェーズ4」認定を受けて、日本政府は「新型インフル」宣言、外務省は、28日付「メキシコに対する渡航情報（感染症危険情報）」を出し、日本からの「不要不急の渡航は延期してください」、私たち在留邦人には「不要不急の外出は控え、十分な食料・飲料水の備蓄とともに、安全な場所にとどまり、感染防止対策を徹底してください」「今後、出国制限が行われる可能性又は現地で十分な医療が受けられなくなる可能性がありますので、メキシコからの退避が可能な方は、早めの退避を検討してください」と勧告しています。詳しくは、在メキシコ日本大使館の「インフルエンザの流行について11」（4月27日22時）。

当地では、学校・大学も役所も休み、この休みは5月5日まで、全国に拡大されました。29日に予定されていた私のメキシコ外務省表敬訪問も、中止になりました。

ただ、住民の様子はどうかと、長そでシャツにフィルター付きマスク、ポケットには手袋まで忍ばせて、宿舎（大学ゲストハウス）の周りに出てみると、確かにいつもの月曜日ほどではありませんが、思ったより人出は多く、商店はほとんど開いていて、地下鉄駅前の露店街も平常通りでした。ただしこの辺は、ダウンタウン・ソカロ（中央広場）と高級住宅街コヨアカンの中間の中高級住宅街、その範囲内での見聞です。

月曜は、近所の公園に青空市（ティアンギス）が立つはずなので、籠城生活で自炊となれば新鮮な野菜がほしくなり、ひょっとしたらと出かけました。ちゃんと開いています。ただ、お客はふだんの半分か。店の人の多くは青い簡易マスク、客の方は、私みたいな完全武装はほとんどなく、ある新聞に書いていた5人にひとりより少ない感じ。マスクをつけていても、この暑さですから、首にかけるだけの人も見られます。

ただし、公園のサッカーコートにいつも見られるこどもたちの姿はなく、タコス屋さんも手持ち無沙汰そうです。新鮮なアスパラガスを買って、もう少し路上観察。接客業のお店の人は、大抵マスクをしています。ただし通行人や交通整理の警察官、ガードマンはあまりつけておらず、緊張感はありません。

ついでに、地下鉄駅の先まで足を伸ばし、先日インフル騒ぎの前に、勤務先の同僚アマウリ教授とロシア料理を食べにいったら閉まっていた、メキシコでは珍しいロシア料理屋へ。レストランにも休業要請が出されていますが、ランチタイムで、開いていました。客は少ないですが、店員はマスク。数年ぶりの本物ボルシチとビーフ・ストロガノフに挑戦、ボルシチは本場級で最高でしたが、ストロガノフは、メキシコ製ビーフが固くて、いまひとつでした。ロシア紅茶で仕上げて、まあまあ堪能、日本レストランの半額で、十分ロシアの雰囲気を味わいました。ソリヤンカとピロシキは、キューバ生まれのアマウリ教授と再訪の時のため、メニューのみ確かめて次回に。昼休みのテレビは、いつものバラエティ番組で、臨時ニュースはありませんでした。昼にはアカプルコ沖で地震もあったはずなのに。

外に出た目的の一つは、昨夕戻って2軒のスーパーで売り切れだった、体温計の入手。ロシア料理屋近くのドラッグストアで、ついに見つけました。値段も20ペソ＝１４０円。いや昨日来、インフルエンザでメキシコ・ペソの対ドルレートも株価も5％近く下げているので、もっと安いことになります。つい先日まで、日本にくらべれば世界恐慌の影響がゆるやかに感じられたのですが、豚インフルエンザで、一気に景気後退です。ゆっくりと、割と自動車の少ない大通りを歩いて帰宅、同宿のスペイン人民俗学者サム君と情報交換、つい先日メキシコから帰国したスペイン人学者が本国で感染者と認定されたという私の話に、感染者と似た立場にあるサム君の方がびっくり。

当地には日本人6000人のほかに、多くの中国・韓国・フィリピン系の人々もいます。どうも情報集めに苛立っているのは、ジャパニーズ・ビジネスマンや、英米系のようです。けっきょく昼2時間の観察結果では、マスク着用は10人にひとり程度でしょうか。20ペソの体温計で平温を確認、ただしこれ、日本では電子体温計に駆逐された水銀柱のそれで、見にくいこと限りなし、電子体温計を1本持ってこなかった罰です。

確かに日本の新聞では報じられない、メキシコ政府の怠慢はあります。今日の記者会見で、外国人記者から質問された死亡者・感染者の性別・階層別統計について、保健相は「調査中」としか答えられなかったそうです。

情報は、下層に行き渡ってはいません。ただし、こんなメキシコ庶民の日常を見て、メキシコ政府はだらしないとかけしからんというのは、日本人の目線で先進国の流儀。インフルエンザの恐さをばくぜんと知っていても、医者にかかれない人びと、商売をやめるわけにはいかない人びと、配られたマスクをおもちゃにする路上生活のこどもたちが、たくさんいるのです。

このどさくさに、米国GMは北米47工場の34工場への削減、工場従業員4万人近くを解雇する再建案を発表しました。「北米」がみそです。そこにメキシコの工場・メキシコ人は、入っていないでしょうか。

## ●2009年4月28日「在留日本人の恐怖と不安、メキシコ政府統計の信憑性」

このところ、連日の臨時ニュース更新です。2001年9月の米国同時多発テロの際に、「ネチズンカレッジ」内に「IMAGINE! イマジン」というコーナー（http://netizen.html.xdomain.jp/imagine.html）を開設した時以来のことです。何しろ自分自身のいのちと生活にかかわることですから、情報収集も本格的にならざるをえません。英文CNNやYahoo Newsをまずチェックします。ついで日本語のGoogleニュース、それから在メキシコ日本大使館の公式情報や「メキシコ情報　海外生活ブログ村」、それにメールで皆様から寄せられる数々の公式・非公式情報。あっという間に半日が過ぎます。

日本が深夜になるこちらの午後の段階で、公式情報では、疑わしい死者は152人に増えても、その増加率は減ってきており、入院患者も減少傾向にあるといいます。感染者1995人という数字も、昨日より減っています。夜に死者159人、感染者2498人だが安定化という数字が入りました。ヤマはすぎたのでしょうか。

ただし、感染の疑いのある者のいる国は23か国に増え、そのすべてがメキシコ渡航者です。WHOは「フェーズ5」の検討もありうるとのこと。日本大使館はマスク未入手者へのマスク配付を始めました。

しかも、メキシコ側統計の信ぴょう性が、気になります。まだ感染源も感染経路も特定されていません。感染検査がこれまで1日15件だったとか、遺族が何のインタビューも検査も受けていないとかで、豚インフルエンザと特定された死亡者の男女別人数さえ発表されていません。英語情報（http://news.yahoo.com/s/ap/20090427/ap_on_re_la_am_ca/lt_swine_flu_mexicoリンク切れ）には、犠牲者はもっと多いはずだという病院現場の医師の証言、病院に行ったが無保険で断られた事例も出ています。

米国オバマ大統領が16日にメキシコを訪問したさい、この国の誇る国立民族博物館を案内した館長が23日に急死した件で、はじめて実個人名がニュースになりました。ただし館長の急死は豚インフルとは無関係で、オバマ大統領が感染した疑いはないという噂を否定する文脈で。やはり、「嗚呼、哀れなるメヒコ、かくも神より遠く、かくもアメリカに近く！」なのでしょうか。

外出禁止勧告中ですが、今日も少しだけ、外に出てみました。人通りは閑散で、心持ちマスク着用が増えています。それも私と同じ、白くてすきのない防毒マスク風が。ようやく徹底してきたのでしょうか。

昨日青空市がたっていた公園のベンチには、まばらな人影、若い男女の抱擁はしょうがありません。こどもたちも休校に飽きたのか、サッカーコートは2面ともゲーム、マスクをつけたままは二人しかいません。当地のブログの画像とあまり変わりありません。その近くに、DIEGOという有名な日本食レストランがあり、情報収集を兼ねてランチをとろうとしたのですが、休業中。日本の新聞にメキシコ市のレストラン内食事禁止令とあり合点。でもカフェやタコス屋は開いてましたが。

昨晩のWHO「フェーズ4」を受けた外務省勧告が効いて、日本企業社員の家族や子どもたちは、どうやら本格的に帰国を始めた様です。その第一便乗客の言葉「現地ではそれほどの混乱はなく、日本の方が大変なことになっていて今逆にびっくりしている」が、在留邦人の共通の実感でしょう。

### ●2009年4月29日「実はアメリカからの感染では？　出入国制限」

本日、WHOは新型インフルエンザの「フェーズ5」（複数の国で人から人への感染が進んでいる証拠がある）を宣言しました。昨日からメキシコでは、NAFTA（北米自由貿易協定）の同盟国アメリカ合衆国・カナダの医療チームが感染者の検体検査に加わるなどして、強力に新型インフルエンザのメキシコ国内の伝播を抑え込み、国外への広がりを断ち切る方針を固めたようです。昨日のレストラン営業禁止に続いて、今日から全国の観光施設・遺跡の閉鎖措置をとりました。観光産業にとっては大打撃ですが、人の移動を少しでも抑え込むという意味では、遅すぎたかもしれません。

「メキシコ情報　海外生活ブログ村」の「旅たびMexico」さんサイト（http://tabitabitoyo.blog94.fc2.com/　リンク切れ）に、「本日からメキシコ全土のＩＮＡＨ（国立歴史考古学院）の管轄する遺跡が一時的に閉鎖になりました。世界遺産のテオティワカン、チチェン・イッツァ等、１７０以上の遺跡に入場観光が出来なくなっています。ＩＮＡＨでは遺跡に先だって管轄する博物館も閉鎖しております。メキシコ観光業の赤字だけで、過去１週間で約２億４０００万ドルの損失、10日以内には5億ドル以上の損失が予想されています。旅行業に携わるものとしては、米国同時多発テロ９・11の時以上の危機です。また、キューバ政府は、メキシコからの航空便を一時的に（48時間）運行停止にする決定を下しています。メキシコからのキューバ旅行に、影響が出ています。アルゼンチンも、メキシコとのフライト運行を一時的にストップしました」とあります。

まさに「９・11以上の危機」です。ゴールデンウィークのメキシコ観光ツアーをいち早く中止した日本の観光業者は、胸をなでおろしていることでしょう。

世界的広がりは、アメリカ・テキサス州で2歳の赤ちゃんが亡くなったことで、新展開を見せています。メキシコ人のこどもとはいえ、メキシコ以外の国での初めての犠牲者です。そして、昨晩のメキシコ「死者１５９人、感染者２４９８人」のおおまかな内訳が示され、日本大使館ホームページによれば「WHO見解との数合わせ」がされたようです。

つまり、メキシコ保健省のいい加減な発表に業を煮やしたアメリカ、カナダの強力な介入で、統計がWHO基準に改定されたうえ、アメリカでの乳児死亡、海兵隊員や児童生徒を含むアメリカ91人、カナダ19人の感染認定とあわせて、世界的な「フェーズ5」への急展開の中核地に、ようやく位置づけられたわけです。ちょうど今日、CNN英字ニュースでは、今回メキシコの第1号感染者とされるベラクレス州の5歳の少年の家庭のインタビューを、実名・写真入りで報じました。つまり、ようやく世界的対策の出発点にたち戻ったわけです。

このインタビューは、米国資本の豚肉会社が経営する大規模な養豚場の近くに住む少年が、2月に発症し3月下旬に奇跡的に回復した話から始まり、村びと1800人が3月に似た症状を訴えたという重要な証言です。メキシコ保健相は、発端は「4月13日に死亡した（ベラクルス州の南にある）オアハカ州の女性だ」として少年第一感染者説を否定していますが、少年には4月にアメリカの研究機関により豚インフルの陽性反応が出ています。

メキシコ側の説明の背後には、アメリカの資本と市場に頼らざるをえないメキシコ政府の苦渋が、にじみ出ています。死者はまた一人増えて160人、夜には176人に達して、5月1—5日の連邦政府業務の停止が決定されました。これらの犠牲者、それぞれどんな境遇の、どんな生活をしていたメキシコ人だったのでしょうか。男でしょうか、女でしょうか。統計からは、顔がみえてきません。グローバルな「パンデミックの政治」のはじまりです。例えば

「フェーズ5」になったのに、なぜWHOは「渡航制限や国境閉鎖は行うべきでない」というのかの裏話。すでに「フェーズ4」決定段階から、世界経済への打撃と各国の思惑が錯綜し綱引きしているようです。

実は今日も、いつものコースで、地下鉄駅付近まで歩いてきました。頑丈マスクばかりでなく、春ものジャンバーに手袋という完全武装で。地下鉄とバスは動いています。バスの乗客はやや少なめか。昨日閉まっていた理容店が、今日は開いています。カフェ、タコス屋の営業は相変わらず。マスクは、通行人でも確かに増えています。レストランは閉まっていますが、普通の文具店や雑貨屋、インターネットカフェは平常通り。銀行ATMで暴落したペソを補充し、食料補充のため近くのスーパーへ。ものはいいが価格は高いという評判の大型チェーン店ですが、ショッピングカートを取ろうとしたら、マスクをした店員が、取っ手のところを消毒液で丁寧にふいてくれました。日本にもないサービスで、なかなかよく訓練されています。

日本ではメキシコで食料不足買いだめ中の報道もあるようですが、商品はたっぷり出ています。価格急騰もありません。いつものミネラルウォーター、卵や牛乳、野菜にバナナを補給。オアハカチーズにカップラーメンも入れて、レジの行列へ。いつもと変わりません。レジの店員は、ちゃんとビニール製手袋です。この国にしてみれば、慣れないこんなことまでしているのに、なぜ国際社会はこんなにもメキシコを虐めるのか、といった感じでしょう。

電話での友人の話では、特にキューバとアルゼンチンの航空機ストップが痛いといいます。

キューバ観光は、いまや社会主義キューバのドル箱ですが、アメリカが国交を断っている限り、メキシコ経由のアメリカ人キューバ観光客が、実はメキシコにとっても大変な収入源だったのです。昨28日のニューヨーク・タイムズに、私たち「意見広告7人の会」の、北朝鮮拉致問題での全2面意見広告が載りました。アメリカ政府も全面支援を表明しました。御協力いただいた皆様に、この場を借りて、厚く御礼申し上げます。

## ●2009年4月30日「日本外務省からの帰国要請」

WHOの「フェーズ5」警告のもとで、突然ですが、日本に帰国することになりました。残念ですが、やむをえません。こちらでお世話になった皆様、日本から御心配・御激励いただいた方々、たった1週間ですが、本サイトの「パンデミックの政治学」を御愛顧いただいた皆様に、厚く御礼申し上げます。

帰国しても、しばらくは検疫・健康管理等で大変でしょうから、本サイトの再開は、しばらく先になることを、御了解願います。わが愛するメキシコの皆様の、一日も早い病魔からの解放・回復と、これまで以上の発展・再生を祈っています。GRACIAS MEXICO! VIVA MEXICO! ADIOS MEXICO!

## ●2009年5月1日「世界の厄病神にされたメキシコ――更新できなかった予定稿」

Hola, Buenas Noches!　こんばんは。つい2週間前に、復活祭を祝い祈ったばかりなのに、神は、どうしてこの国に、試練を与え続けるのでしょうか。それでなくてもアメリカ金融経済恐慌の波をもろに受けていたところに、豚インフルエンザという新種の疫病が現れ、100人以上のこの国のかけがいのない生命を奪い、世界から入ってくるなと怖れられています。世界的大流行（パンデミック）にはまだ前段階ですが、メキシコの国内は「パンデミックの政治」です。日本では「黄金週間」の時に、この国は、ひっそりと厄病神の通り過ぎるのを、ひたすら祈り、待ち続けています。

この国の「嗚呼、哀れなるメヒコ、かくも神より遠く、かくもアメリカに近く」という警句が、こんなにも真実味を帯びて感じられたのは、今回の滞在の成果でしょうか。まだ今月中は滞在する予定ですが、日本政府の政策次第では、いつ帰国命令がくるかわからない、不安定な状況です。帰国前に書きためた印象記を含め、記録に残しておきます。

＊　＊

先日370ペソ＝2500円出してようやく手に入れた、キャノン・ピクサス・ポータブルプリンターのブラック・インクが、もう切れてしまいました。どうやらよっぽど古い長期在庫品を、おしつけられたようです。それではと、「メキシコの秋葉原」、アラメダ公園近くの電気街に補充に。すると今回は、入り口近くのプリンター・インク専門店に、めざす本物の

Canon 15 Blackの新品を発見、聞くと、なんと220ペソ＝1500円、慣れない前回は、超高値で不良品を押し付けられたようです。まあ授業料と考えましょう。

インフルエンザ騒ぎまでは、地下鉄も禁断の流しタクシーも毎日利用し、最新のメトロバス（大通りの専用軌道を走るラッシュアワーでも大丈夫なバス）にも乗り馴れて、どうやらメヒコ生活も、なんとか板についてきたところでした。

大かけ引きを覚悟した電気街での買い物があっさり済んだので、すぐ近くの中華街で食事。ここは、5年前の国際会議で報告の際、もう一人の日本人ゲスト袖井林二郎さんを案内したところで、健在でした。瀟洒《しょうしゃ》にかざられ、どことなく新しくなった「メキシコの銀座」ソナ・ロッサの高級中華店より、値段も味もリーズナブル。満腹してぶらりと入った、近くのペジャス・アルデス宮殿がまたよかったです。よくクラシック・バレーや民族舞踊ショーのおこなわれる格式高い劇場ですが、昼間は観覧自由・無料ということで中に入れました。

すると、豪華な劇場の大理石の階段の正面・左右に、ディエゴ・リベラ、シケイロス、オロスコ、タマヨの壁画、幕間用のホールにもこの4巨人の名が冠されて小品も展示、美術館と見まごう贅沢です。特に左壁のディエゴ・リベラの壁画は、国立宮殿のメキシコ革命史の連作に連なる傑作、なぜかトロツキーも出てきて「万国の労働者、第4インターに団結せよ！」とスペイン語、英語、ロシア語で叫んでいます。正面はシケイロスなのですが、ここでもやもやしていたディエゴ・リベラとシケイロスの違いが、はっきりわかりました。

## ディエゴ・リベラとシケイロス、佐野碩の足跡

ディエゴ・リベラは、農民も原住民も、女性やこどもたちもしっかり描き、それも闘争というより仕事と生活の喜怒哀楽が革命画に出てきて、活き活きしています。対するシケイロスも、農民や女性を描かないわけではありませんが、あくまで闘う男性プロレタリアートが中心で、例のこぶしを突き出したイメージです。要するに教条的で定型的、原住民にも上からアジるだけです。この発見（?）に気をよくして、早速ペジャス・アルデス宮殿とはアラメダ公園をはさんでちょうど反対側にあるディエゴ・リベラ壁画館に直行、晩年の傑作中の傑作、有名な「アラメダ公園の日曜の午後の夢」を再見し、少なくともディエゴ・リベラについては間違っていないことを確認、シケイロスについても、翌日「ポリフォノス・シケイロス」を再び見て、やっぱりと納得。これって、ひょっとして「反共主義」でしょうか?　ともかくメヒコなら街頭の壁画、日本の絵巻物みたいにチマチマ秘蔵品なんかにせずに（失礼!）、太陽の光を受けて、誰でもゆったり見れるのがいいです。出国前に見た、渋谷駅にある岡本太郎「明日の神話」も、本当はこっちで見るべきだったのかもしれません。

こんなディエゴ・リベラvsシケイロスの構図を考えついたのは、別にシケイロスのトロツキー暗殺への関与の問題だけではありません。スターリンとコミンテルンに忠実なシケイロスと、トロツキーとも超現実主義者アンドレ・ブルトンともつきあった、ひねくれ共産主義者にしてフリーダ・カーロの同伴者、ディエゴ・リベラの絵の魅力の秘密を知りたかったからです。

復活祭休みに、中央高原北西部のグアナファトを訪れました。そこは、美しい中世コロニアル都市であると共に、ディエゴ・リベラの生家のあるところです。今はディエゴ・リベラ博物館になっているリベラの生家は、1732年創設のグアナファト大学のすぐそばで、小高い丘の中腹、その大学の壮麗な美しさは、神秘的ともいえるほどで、日本の大学と学問がいかに脱亜入欧のにわかづくりであったかを、思い知らされます。

そしてそこが、1810年、メキシコ独立の指導者ミゲール・イダルゴが「イダルゴの叫び」を発した地です。その街の中心「イダルゴ市場」には、この地の先住民たちの作った織物・陶器・銀細工からサボテン料理、とうもろこし料理がずらり、20歳でパリ留学前の絵を愛する少年リベラが、マヤ遺跡や石壁芸術・先住民文化から、後のメキシコ壁画運動のアイディアを汲み取ったことが、よくわかります。

そして、街中のいくつもの広場に必ずある教会、それはイエズス会の移植文化であり宗教強制ですが、そこに救いを求めて集うメスティーソ（スペイン系と先住民の混血、メキシコ人口の6割以上を占める）やインディオ（先住民、人口比25％）たちを丘の上から見ながら、リベラは、西欧芸術の形式を学びつつ、メキシコ独自の内容を盛り込んでいったのでしょう。ちょうど、あのメキシコシティ北部グアダルーペ寺院で、たくさんの人々がひざまずく聖母「褐色のマリア」のように。

そして、メキシコ湾の港町ベラクレスで体感した、あの明るく開放的な庶民的ソカロ（中央広場）の夜。それは、粛清期のソ連から国外追放になり、ヨーロッパでもアメリカでも日本官憲から監視・妨害されながら、後の「メキシコ演劇の父」佐野碩が1939年に辿り着き、亡命に入った地です。肌の色が違っても、言葉が通じなくても、異邦人をマリアッチで温かく迎えてくれる雰囲気を、彷彿させるものでした。アメリカ人のリゾート地になりきったカンクンやアカプルコとは違って、今でもメキシコ庶民が主人公で、日本の鍋に似たシーフード・スープが最高でした。ヴィバ、メヒコ！です。

## 隠れた主役、解放の神学とサパティスタ解放軍

前回4月15日更新で、アメリカはなぜ日本の「失われた10年」から学ぼうとし、同じ時期のメキシコにおける「ワシントン・コンセンサスの失敗」を正面からとりあげないのだろうか、と書きました。前回は外資導入と金融危機、その後の経済再建策の面から問題にしましたが、実はメキシコの1990年代危機には、アメリカにとっては振り返りたくない、もう一つの側面がありました。この国の南端、グアテマラと接するチャパス州の密林から発し、世界に「反ワシントン・コンセンサス」「反グローバリズム」を広めたサパティスタ解放軍（EZLN）が、1994年危機の中で誕生したことです。

1994年1月1日、ちょうどワシントン・コンセンサスの産物であるNAFTA（北米自由貿易協定）出発の日に、チャパスの先住民共同体の権利と自治を求めて、サパティスタ解放

軍（EZLN）は武装蜂起しました。Wikipedia 日本語版「サパティスタ民族解放軍」でも、けっこう詳しく書かれています。

「1994年1月1日、北米自由貿易協定（NAFTA）の発効日に、サパティスタ民族解放軍は、『NAFTAは貧しいチアパスの農民にとって死刑宣告に等しい』として、メキシコ南部のチアパス州ラカンドンにおいて武装蜂起した。NAFTAによって貿易関税が消失し、アメリカ合衆国産の競争力の強いトウモロコシが流れ込むと、メキシコの農業が崩壊することや、農民のさらなる窮乏化が予測されたのである。

実際にメキシコでは、NAFTA発効後、多くの農民が自由競争に敗れて失業し、メキシコ市のスラムや北部国境のリオ・ブラーボ川を越えてアメリカ合衆国に流入した。ラカンドンでは、木材のグローバル商業化や、石油やウランの発掘がもくろまれており、当地の先住民を一掃する大規模な強制排除計画が進みつつあった。具体的には、白色警備隊と呼ばれるギャング組織が大規模農園主によって雇われ、暗躍し始めていた。

身に迫る脅威を前に、インディオたちはついに、500年の抑圧を経て立ち上がったのである。これに対し、メキシコ政府は武力鎮圧で応じ、チアパス州のインディオ居住区を中心に空爆を行なったため、サパティスタ側に150人近い犠牲者が出た。これを受けて、サパティスタ側は対話路線に転換したが、結果的にそれが奏功し、以後、メキシコ国内外から高い評価と支援を受けることになる。サパティスタ民族解放軍は、先住民に対する構造的な差別を糾弾し、農地改革修正など政府の新自由主義政策に反対、農民の生活向上、民主化の推進を要求し、政府との交渉と中断を何度も繰り返しながらも、今日まで確実にその支持者を増やし続けている。……

サパティスタ運動の方法論や主張は、従来の左翼ゲリラと一線を画しているため世界的な注目を得ている。サパティスタ運動は、最初のポストモダン的革命運動であると言われているが、それはサパティスタ民族解放軍がインターネットを介して大々的に自らの主張を展開し、またそれによって世界的な支援を獲得したために、もはや武力などの実力を行使せずとも隠然たる影響力をメキシコ政府に対して持つに至ったというまさにＩＴ時代の革命運動だったからである。

たとえば、マニュエル・カステルは、サパティスタを『初の国際ゲリラ』と称している。この点において、コロンビア革命軍やＩＲＡ、日本の新左翼集団に代表される武力や脅迫に頼り、一般人をも巻き添えにする事も厭わないテロリズムを犯し、最終的には一般社会からの信用を失った前例とは異なった革新的手法と言える。また、サパティスタ運動はメキシコからの独立や、政権の転覆と政権の奪取を目的とする偏狭な反政府運動ではなく、世界的な新自由主義グローバリゼーションがもたらす構造的な搾取と差別に対して闘うことを目的とした運動であるという意味においても従来にない左翼ゲリラであった。」〔Wikipedia 日本語

版「サパティスタ民族解放軍」より［2009年4月に確認］）

つまり「ワシントン・コンセンサスの崩壊」事例をメキシコに求めると、アメリカのエコノミストは、先住民・中間層における反米反グローバリズム、中南米における「解放の神学」から左派政権台頭の問題を考慮に入れざるをえません。新自由主義のシナリオに反して、70年続いた制度的革命党（PRI）政権下野により、なんとかNAFTAから離脱せずにゆるやかに景気を回復したメキシコよりも、いったん下野した長年の米国の盟友自民党がすぐに政権に戻って「構造改革」の経済金融政策をかじ取りして金融システムを安定させ、経済成長を持続させた日本の「失われた10年」の経験の方が、昨年来の金融・経済危機からの脱出をはかるアメリカにとっては、とっつきやすいということでしょう。

ここでは1999年労働者派遣法改悪による非正規労働者の急増、格差社会化、年金福祉のセーフティネットの貧困といった日本のドメスティックな問題は、考慮に入れる必要がありません。なぜなら日本では、サパティスタ民族解放軍のような目立った抵抗はおきなかったし、かつての最大野党社会党が自衛隊容認に転換して自衛隊海外派遣まで認めるようになりました。何よりも景気回復期の小泉純一郎政権は、米国ブッシュ大統領のアフガン・イラク戦争の強力な支援者で、日本での反戦運動は、ヨーロッパやインド、中南米にくらべれば、ネグリジブルなものでしたから。

こんなかたちで、本来1929年世界恐慌までさかのぼるべき、少なくとも1980年頃からの新自由主義政策の構造的破綻と見られるべき今日の米国に発するグローバル経済恐慌が、日本の「失われた10年」とそこからの脱出経験という金融システム安定化とその国家資金注入の程度という矮小な政策レベルの問題に収斂され教訓化されようとしているのです。新自由主義の枠内でのケインズ主義への部分的回帰で、とうてい現在の世界恐慌からの出口が見えるものではありません。そこに、インフルエンザ禍です。

## 3　日本への緊急帰国、メキシコ滞在者の隔離

### ●2009年5月7日「緊急帰国と隔離生活」

4月の末に在メキシコ日本大使館と日本の所属大学の勧告を受け、緊急帰国することになり、あわただしくメキシコをあとにしました。本当はその週末にも国内ツアーがセットしてありましたが、すべての遺跡・観光施設の閉鎖で中止になりました。

レストランばかりでなく、あらゆる商店・ビジネスがストップする中で、日本向け航空便が飛ばなくなる可能性があるという噂が流れ、旅行社に急遽あたったところ、5月1日JAL便にたまたまメキシコ人のキャンセルが出て、感染者急増中のカナダ・バンクーバー経由で、2日夕、成田に着きました。メキシコシティ発朝10時の便ですが、空港検疫も厳しくなったということで、前日遅くまで勤務先のメキシコ大学院大学の教授たちと期末試験の採点等善後策を協議したうえ、ほとんど眠らずに、出発4時間前の朝6時空港へ。メキシコシティ国際空港には、同じ便で帰国する現地駐在員の家族やこどもたち多数がすでに並んでいて、マスク姿の日

本人の長蛇の列、その日から急遽設置されたサーモグラフィーによる体温検査、健康状態の訊問を受けました。

それから16時間の飛行で、夕刻成田に着くと、今度は機内で、日本側のサーモカメラ・チェックと問診票の記入・インタビュー、幸いこの日の便では高熱・咳の「疑いあるもの」は見つからず、1時間ちょっとで成田空港の建物内へ。そこでまた空港検疫があり、ようやく解放されて自宅に着くとすでに深夜。インタビューでは、10日間は潜伏期間や機内感染もあって発症の可能性があるから、居住地保健所の指示に従うこと、とのことでした。

ところが、成田空港での検疫や問診票にもとづく追跡対象者入力が、ゴールデンウィークと重なり人手が足りないとかで、私の所に保健所から連絡があったのは、ようやく5月6日昼、到着後4日もたってからのことでした。それも「何か症状ありませんか」というおざなりなもので、せっかく電子体温計で毎日チェックした体温データも不要。当初宿泊先のホテルを連絡場所に申告した人もいるでしょうから、4日後には連絡がつかない人もいるでしょう。なにか空港の「水際作戦」に比べて、ちぐはぐな国内での対応です。

3日の便でメキシコから帰国した京都の少女が発熱というニュースには緊張。私の乗った便にも、メキシコ日本人学校の生徒たちが、たくさん乗っていました。小さなこどもたちですから、丸々24時間もおとなしくマスクで着席できるはずもなく、おしゃべりしたり、マスクをのどまではずして遊んだりしていましたから、密室航空機内でのウィルス汚染は、大いにありうるものでした。

幸い京都の少女は新型インフルエンザではないという診断でしたが、メキシコ現地についてのピントはずれな報道、普通の病院での発熱患者診療拒否という過剰反応、欧州・アジア便を含む一斉空港検疫にくらべてずさんな「追跡調査」等、この国の「パンデミック政治」は、まだ試行錯誤のようです。

私自身は、時差ぼけは続いていますが、無事です。今回の新型インフルエンザは潜伏期間が6―8日と長いというので、5月12日まで10日間は、外出を自粛し、健康自主管理中です。

## 発症地メキシコでは経済社会活動再開

メキシコ外務省から、4月29日に予定されていて延期になった表敬訪問の面談を、5月12日に行いたいとメールが来ました。私は日本で政府の監視下にあり出席できません、と返事しました。発症地メキシコの方では、猛威を振るった新型インフルエンザ感染は下火になり、6日からレストラン他商業活動再開、7日から高校・大学の再開、11日からは小中学校も再開されるそうです。本当は、今日にもメキシコ大学院大学の教え子たちと無事を喜び合えたところですが、残念です。

4月末に感染者2000人以上、死者176人とまで報告されたメキシコの実際は、WHO基準の設定とアメリカ、カナダ医療チームの参加で検体検査が進み、5月6日コルドバ保健大

臣会見によれば、

(1) 3452人の検体検査が行われ、うち3079人の有効症例のうち、1112名の検体から新型インフルエンザを検出。うち1070名の生存、42名の死亡を確認。42名の死亡者の性別分類では、24名が女性、18名が男性、年齢分類では20—29歳が16名、30—39歳が9名で、この年齢層がもっとも多くの死亡者が発生。死亡者の地域別分布は、メキシコシティ68%、メキシコ州12%、サン・ルイス・ポトシ州7%、トラスカラ州5%、オアハカ州3%、チアパス州3%、イダルゴ州3%。

(2) インフルエンザへの感染発生数は、前年までの傾向とは明らかに異なっている。本年は4月の感染患者数が通年よりも増加しており、同様の傾向は死亡者数の統計にも見られる。2006—08年に発生したインフルエンザによる死亡者の年齢層の中心は、4歳以下および65歳以上であるのに対し、本年発生している同疾患死亡者の年齢層の中心は15—45歳。

(3) 新型インフルエンザに感染した患者とその家族は7日間隔離される必要がある。現在当国がとっている様々な行動制限は、15日間感染例が発生しないと確認された時、解除が検討されることになろう。

(4) 20—50代の人々は、初期症状が出ても病院にかからず、自己診断で勝手に薬を飲んでしまったこと等が手遅れにつながっている理由と思われる。4月17日以前は、初期症状が出てから病院にかかるまでの日数は7―9日であったのが、新型インフルエンザ流行の公式発表があった4月17日以降は、この日数が1・5日に短縮している。仮説ではあるが、このような傾向が当初当国で死亡者を多く発生させた一因と考えられる。また、死亡者の多くは、呼吸器疾患を発症しているものの、既に、肝臓や心臓等複数の内臓に疾患を患っていたことが分かっている。

――と、ようやく本来の医療統計が作られつつあるようですが、メキシコのことですから、職業や所得階層によっても特徴があるはずです。そこは残念ながら、データがなく分析できません。

さらにメキシコ政府の財務大臣会見では、

(1) 新型インフルエンザによる国内経済への影響は、GDPの0・3―0・5%と見積もられ、2009年第2四半期がもっとも影響を受け、その後は回復に向かうと思われる。新型インフルエンザ流行に対応するための次の緊急経済支援を計画。メキシコ市のマクロ経済への影響は、GDPの0・5%の減少により1000万ペソの税収減少が見込まれるも、新税の導入はしない。5、6月の失業を食い止めるため、雇用主に対しメキシコ社会保険庁(IMSS)の支払を20%削減(2か月で3・5万ペソまでの制限付き)。

⑵　企業に対しては、「２００９年の間、法人所得税（ＩＳＲ）の還付分を従来の年１回から毎月とする。レストラン、ホテル、娯楽産業に対しては、連邦政府が今次事態による損失の25％を補償。航空会社に対しては、４月から６月の間、メキシコ領空通過税を50％割り引く。大型客船会社に対しては、５月から７月まで、港湾使用税を50％割り引く。観光促進基金を設立する。特定の産業に対しては、中銀及び国営投資公社（ＮＡＦＩＮＳＡ）と連携の元、特に影響の大きい地域に対して支援を行う」とあります。

このように、メキシコでは一応沈静化に向かっているのに、世界的には24か国、２１００人以上と感染拡大が進み、ＷＨＯの「フェーズ６」＝パンデミック突入宣言も間近と見られています。メキシコ、アメリカ、カナダのほかに、スペインやイギリスでも感染が増えています。アジアでも香港、韓国で感染が確認され、ゴールデンウィークで多数が海外旅行に出た日本でまだ感染が確認されていないのは、奇跡に近いとさえいえます。

メキシコでは、まだ発症源は確定されていません。感染ルートもわかっていません。「豚インフルエンザ」という名前は、いつのまにか「新型インフルエンザ」と置き換えられました。60歳以上には重症者がいないから免疫があるのではといった話もありますが、メキシコの衛生事情、医療事情と貧困を知るものには、そもそも統計がいまひとつ信用できません。なによりも、北米自由貿易協定ＮＡＦＴＡを通じて日本以上に構造的なアメリカ経済との関係、アメリカへの政治的配慮を、考えずにはいられません。

そして、もう一つの事情、この強制休暇中に公示され、7月投票のメキシコ下院選挙への思惑。現在の国民行動党（PAN）カルデロン大統領（任期は2012年11月30日まで）は、メキシコ革命後70年以上続いた制度的革命党（PRI）政権に代わって登場した、もともと万年野党だった政党の代表です。しかし国民の中には、その経済政策にも民主主義についても、政権交代時の期待が大きかっただけに、失望も広がっています。

メキシコでは、しばしば日本で自民党長期政権の後の政権交代はあるか、自民党支持復活の可能性について聞かれました。メキシコの今年の中間選挙では、かつての支配政党＝制度的革命党（PRI）の復活がいわれているからです。今回のインフルエンザ対策は、やや翳《かげ》りを見せた政権の、求心力回復の絶好のチャンスともいわれ、4月27日以降急速に進んだ危機管理には、国民行動党（PAN）のパフォーマンスの側面があります。5月6日からの経済活動再開が、本当に感染拡大を封じ込めたうえでのものであったのかどうか、まだまだメキシコを注視して行かねばなりません。

## ●2009年5月8日「中断されたメキシコ便り」

そんなわけで、私の「メキシコ便り」2009年版は、中断を余儀なくされました。8月には延期された国際会議開催もあって、再び訪れることになりますが、ひとまず日本からの観察に戻ります。

# 4　平常に戻ったメキシコ、異常状態が続く日本

## ●2009年5月15日「メキシコと日本の一党優位政党制の破綻」

3月15日に私がメキシコに出発した頃、日本の世論調査では麻生内閣支持率10％、民主党政権実現はまちがいなく、総選挙の時期だけが問題とされていました。それが突如、小沢民主党代表の秘書が逮捕されて、西松建設の献金問題が浮上しました。世界経済の深刻な危機のもとで、検察の政治介入とか田中角栄型政治の亡霊の復活とか、外国からはわかりにくい新たな論点がでてきました。メキシコ人学生には、野党の金権スキャンダルで日本の次期政権の見通しはわからなくなった、と説明してきました。

こんな単純化を敢えてしたのは、自民党より長いメキシコの制度的革命党（ＰＲＩ）による一党優位政党制が理由です。これには長く金権政治がつきまとい、ようやく野党国民行動党（ＰＡＮ）政権になっても、金権スキャンダルが陰に陽にささやかれているこの国の人々には、日本のくるくる代わる首相の名前や、外国テレビニュースに出ない日本の野党党首の名前より

も、単純化した方が日本政治の仕組みをわかってもらえると考えたからです。

事実、二大政党制下の政権交代による変化への国民の過大な期待は、実際に政権交代があった場合には逆に新政権への失望につながりやすくなります。特に経済危機下では、経済政策の選択肢は財政的に狭く限られるので、新政権への失望は旧政権へのノスタルジアに反転しやすい、といった話を、インドとメキシコと日本を例にとって説明すると、メキシコ人学生たちは、自分の国に引きつけて、なんとなく日本政治に親近感を持つのでした。

そんな状態が続き、5月初めにメキシコから緊急帰国する頃には、小沢民主党代表居座りによる野党の失点が、政権与党の支持率を3割まで回復させるほどになっていました。そして、ある意味では緊急帰国便より窮屈で不自由な、帰国後10日間の「自宅隔離」がようやく終わる頃、民主党・小沢代表が辞意を表明して、局面が転回し始めました。メキシコ人学生にはわかりやすかった、有力政治家と企業献金の関係については相変わらず不透明なままですが。

低空飛行が続く麻生自公連立政権と、第三極のできないまま野党第一党の党内抗争が続き、総選挙もなく代替経済政策の輪郭が見えない日本、株価もGDPも、昨年9月以来の世界グローバル恐慌突入からの出口が見えない以上、この国の世界史的衰退は、もはや既定の事実とされているかの如くです。かろうじて世界第二の名目GDPは確保しているとはいえ、かつて世界の18％まで占めた（94年）その相対的位置は半分の8％にまで下落し、一人当たりGDPではOECD19位まで後退（07年）、昨年9月以降の落ち込み率も世界の中で突出しています。

緊急帰国して、しばらくぶりで会えた日本人学生たちも、可哀想です。いわゆる就活市場は、かつての就職氷河期以上の深刻さのようです。メキシコ人学生たちが希望の星の如く持ち上げてくれた、マンガ・アニメやオタク・コスプレ文化も、秋葉原や渋谷の景気全体の冷え込みの中で生彩がなく、任天堂やユニクロの奮闘くらいでは、トヨタやソニーの深刻な赤字の世界的インパクトへの代替にはなりません。

### メキシコ政府による新型インフルエンザの総括

日本での「停留・隔離」期間中に、5月7日に再開したメキシコ大学院大学（コレヒオ）の友人・教え子たちからは、メキシコシティはまたマッチョで陽気な街に戻った、早く戻ってきてほしいという、嬉しい便りです。

日本のニュースばかり見ている皆さんは、不思議に思うかもしれません。新型インフルエンザはどんどん世界に拡大し、アメリカの感染者数がメキシコを追い越したとはいえ、確かにメキシコはなおダントツ1位の死者数であり、感染者も増え続けているように見えます。しかし実は、メキシコに限っては、死者はほとんど4月までの死亡者の検体検査で新型インフルエンザが確認された数が増えているだけであり、感染者数も、検査が進んでやっぱり新型インフルだったと確認された数の増加です。

在メキシコ日本大使館の公式情報は、すでに第42号までほぼ毎日出ていますが、5月13日の

コルトバ保健大臣会見によれば、

(1)　現在までに、約9000の検体検査を行った結果、2446名の検体から新型インフルエンザが検出され、うち2386名が生存、60名の死亡が確認された。死亡者は、56・7％が女性、43・3％が男性で、死亡者は感染者全体の2・5％に相当し、死亡者の95％が4月23日以前に発症している。また、感染者の半数以上が0―19歳である。

(2)　50名以上の感染者が確認されている地域は、サン・ルイス・ポトシ州、サカテカス州、イダルゴ州、メキシコ市、ベラクルス州およびタバスコ州である（メキシコ州も感染者は50名以上）。また、バハ・カリフォルニア・スール州およびコアウイラ州については感染者が確認されていない。全国レベルで見ると、全国の89・4％に相当する市では感染者が確認されていない。カンペチェ州、チアパス州、チワワ州、グアナファト州、ゲレロ州、ハリスコ州、ヌエボ・レオン州、オアハカ州、ソノラ州、ユカタン州では、州内の90％の市で感染症例が見られない。これらの感染者未発生市では、通常の社会活動を再開できるとの勧告を各州政府に行っている。

(3)　国内観光地の多くは感染が確認されていない。また、7件の感染者が確認されたカンクン、8件確認のアカプルコ、2件確認のウアトゥルコ等海岸沿いの観光地では、最後に確認された症例はカンクンが4月28日、アカプルコおよびウアトゥルコが4月26日と最近のものではなく、観光客への危険性はないと考えられる。

このように、過去データが整備されて日々増大のように見えるだけです。

明らかに第一波のピークはすぎて、平穏な日常生活に戻りつつあります。手洗いは励行されているようですが、マスクの数はずっと減っているようです。

日本で報じられるＷＨＯ「フェーズ６＝パンデミック」寸前というニュースは、メキシコに発して世界40か国以上に広がり、総感染者数が1万人に近づいた状況を示しています。同時にメキシコ国内では、正常化が急速に進み、いわば過去データを検証する余裕ができてきた局面であることは、なぜか省略されています。中南米で停止されていたメキシコ便は相次いで再開されています。

同時に、このパンデミックの広がりの中で、日本及び中国の新型インフルエンザ対策の特異性も際だってきました。メキシコやアメリカのテレビでは、日本では到着する飛行機に、宇宙服のような防護服を着た役人が機内に入り、最新ハイテクカメラで乗客をチェックし、特に症状が出ていない外国人に対しても宿泊先を申告させ、まわりに感染の疑いのある日本人が出ると空港近くのホテルに事実上軟禁される「停留」という措置がとられる、と報じられているようです。また中国政府のメキシコ人乗客入国阻止・隔離に対しては、人権侵害だとメキシコ政府が抗議し、お互いに特別機を出して自国民を帰国させ、中国渡航自粛を勧めているとのことです。

私自身、「フェーズ5」段階で、在メキシコ日本大使館と日本の勤務先大学の勧告で緊急帰国しましたが、どうもそんな措置をとっているのは、世界で日本と中国ぐらいのようです。確かに感染真っ盛りの4月末のメキシコでも、滞在する自国民に「帰国勧告」までしているのは、私の知る限り日本ぐらいだったようです。すでに感染者が出ていたアメリカ、カナダ、スペイン人でも、在メキシコ大使館が不要な外出を自粛し連絡網に加わるようよびかける程度で、帰国勧告とかマスクを配るとか在留人数分のタミフルを確保するといった話は、日本関係者以外では聞きませんでした。

感染に対する潔癖さ、水際作戦でのウィルス侵入阻止、少しでも感染の疑いのある人への予防的危機管理という点でいえば完璧で見事とも言えますが、他方で海外では、外国人を含む膨大な人々への機内検疫、乗客管理、停留、入国後10日間の保護観察に、異様さを感じているようです。成田のホテルに「停留」されたアメリカ人が、映像でその窮屈な日常を世界に発信しましたが、海外の日本文化研究にしばしばでてくる「ガイジン」や「ウチとソト」の閉鎖的日本イメージを強めないか、心配です。

そんな中での、ちょっといい話。成田空港近くで隔離治療を受けてきた4人の感染確認者がようやく退院し、機内でその周囲にいた「停留」対象者も、10日間を7日間に短縮して「解放」されました。全日空は、「新型インフルエンザに関する国際航空券特別取り扱いについて」として、4月28日以降、6月30日までのメキシコ、米国（ハワイを除く）、カナダ便について、国際航空券の払い戻し・変更を手数料なしで認めるとのことです。

### パンデミック宣言をめぐるＷＨＯ内国際政治

ただし、その裏で秘かに展開される「パンデミックの政治」の本筋にも、注目しなければなりません。ＷＨＯ（世界保健機関）の「フェーズ」設定自体の政治経済との関わりです。

もともとＷＨＯのフェーズ分類は、世界の感染症専門家の意見にもとづき、ＷＨＯ事務局長が決めるものです。その「定義」にもとづく「目標」には、「フェーズ４」で「ワクチン開発を含めた、準備した事前対策を導入する時間を稼ぐため、新型ウイルスを限られた発生地域内に封じ込めを行う。あるいは、拡散を遅らせる」、「フェーズ５」で「可能であるならパンデミックを回避し、パンデミック対応策を実施する時間を稼ぐため、新型ウイルスの封じ込めを行う。あるいは、拡散を遅らせるための努力を最大限行う」、最後の「フェーズ６」＝パンデミック期には、「社会機能を維持させるため、パンデミックの影響（被害）を最小限に抑える。小康状態の間に、次の大流行（第二波）に向けて、これまでの対策の評価、見直し等を行う」とされています。

この「封じ込め」に一番有効なのは、当初の感染発症地メキシコと他国とのヒトとモノの流れをできるだけ断ち切り、日本や中国の政府が行ったように国境での「水際作戦」をすべての国が行うことなのは、容易に理解できます。

ところが、こうした純医学的措置は、グローバル恐慌下でもっともおそれられている世界貿易の縮小、自国中心の保護主義台頭に、道を拓きかねません。そのため、今回の新型インフルエンザの「フェーズ4」段階では、「現時点ではインフルエンザ発生国への渡航禁止や、発生国に対して国境を閉ざすことは勧告しない」とわざわざ但し書きが加えられました。

ヒト─ヒト感染地域が複数以上に拡大した「フェーズ5」段階でも、世界経済への影響を考えて、敢えて「渡航制限や国境閉鎖は勧告しなかった」とされています。そして現在検討されている「フェーズ6」＝パンデミック宣言でさえ、「欧州の感染拡大を受けたパンデミック宣言となれば、貿易や運輸など経済活動への多大な影響は避けられない」ため、WHO関係者は「地続きの欧州は『運命共同体』意識が強く、欧州連合（EU）が一丸となって抵抗している」（朝日新聞5月14日）状態です。

これは、メキシコで感染が公表された初期段階で私が現地から報告した、アメリカ・メキシコ国境を封鎖できないNAFTA（北米自由貿易協定）の事情のグローバル版です。つまり、第一に、この20年で飛躍的に進んだ世界の政治経済のグローバリゼーション、地球社会化の流れ、第二に、昨年来のグローバル経済恐慌下で台頭しがちな自国経済保護主義・世界交易の縮小へのおそれ、1929年世界恐慌からブロック経済化・世界戦争への悪夢の再来への警戒、第三に、そこでしわよせを受ける発展途上国、世界経済「周辺」での爆発的疫病蔓延への危惧が、一国レベルでの「封じ込め」を困難にし、むしろウイルス型の早急な特定、感染ルートの解明、新型ワクチン開発の国際的協力を求めているのです。各国の経済的思惑と、専門国際機関への公式・非公式の影響力行使競争をも背後に秘めながら。

## ●２００９年５月17日「日本国内での感染発症、水際作戦に比べての初動の遅れ」

民主党代表に鳩山由紀夫が選ばれ、再び麻生内閣に代わる民主党政権への期待が強まってきた頃、日本でもついに神戸の高校生から、新型インフルの国内感染が始まりました。それもあっという間に96人、発症地の北米大陸（メキシコ、アメリカ、カナダ）を除くと、ヨーロッパのスペイン、イギリスなみの世界有数の感染拡大国になりました。アジアでは唯一最大のヒト—ヒト感染の広がりで、ＷＨＯ「フェーズ６」認定の有力な指標となります。神戸大学をはじめ付近の教育機関は１週間休講、関西ではマスクの品切れ続出とか。メキシコで目撃したパンデミック前段階の始まりです。

感染ルートが解明される前に続々と感染が広がり、人と物の移動を政府が強権発動でストップし感染の波をくい止めたのが、メキシコの教訓。もはや空港での「水際作戦」や「停留」隔離では済まないでしょう。

専門家の話にも、「感染者への差別的な言動が出るのを見るにつけ、まるで伝染病予防法の時代に戻ったかのような印象を受けてしまう。このような反応が出た理由の一つに、毒性の強い新型インフルエンザを想定した対策に引きずられ、過剰ともいえる対策を取っていることが挙げられる。防護服姿での検疫や長期間の隔離などを見ていれば、医者であっても怖くなってしまう。従来のインフルエンザと同様の対策で対処できる」（岩崎恵美子・仙台市副市長、毎日新聞5月16日）。同感です。

今こそメキシコに学ぶべきです。あわてず情報を集め、不要な外出をできるだけさけて、自分自身を防衛しましょう。首都圏への伝播は時間の問題です。でも、毒性は強くありません。冷静に対処しましょう。あまり騒いでパニックになると、感染拡大を理由に外国企業が引き上げたり、留学生が帰国したりして、世界の日本離れは加速されます。

## ●2009年5月22日「メキシコは正常化宣言、日本は緊急事態」

昨日、メキシコシティは、新型インフルエンザ制圧宣言を出しました。その前の1週間、一人も新たな感染者が出ませんでした。メキシコ保健省作成の発症日別感染者数のグラフは、4月20日から27日まで感染が急速に広がり、大統領令による学校休校、レストラン閉鎖、観光地・官公庁閉鎖で28日以降広がりが抑制され、その「ゴーストタウン」化のなかで正常化していったプロセスを、クリアーに示しています。もっとも病院に行けない人、行かないで休養やクスリで直った軽症者もいたはずで、ピーク時は政府の発表より一桁は多かったろうと言われていますが。

その代わり、メキシコは、外国との航空便や国内交通を制限することはせず、外国人の感染は、国内に留まった人ではほとんどありませんでした。ともあれメキシコは、観光産業を始め大きな経済的打撃を受けましたが、今やほぼ完全にあの陽気で騒々しいラテンの町に戻りました。日本政府も本日、メキシコへの渡航自粛や在墨日本人への帰国勧告を停止し、なぜかメキシコ人に対してのみ出されていた入国査証（ビザ）の一時停止措置を解除し、相互にビザなし往来自由の「普通の国」扱いに戻しました。

私も急いで帰国し（もちろんメキシコに！）メキシコ大学院大学の仕事を再開したいところですが、5月初めの緊急帰国後、ものものしい機内検疫ばかりでなく、10日間の自宅隔離「停留」を強いられたため、メキシコ側の要請で、すべては9月に再渡航して、再開することになりました。

ようやく先週から行動が自由になったら、今度は日本の感染が急速に広がり、相変わらずマスクをはずせない毎日です。

皮肉なことに、WHO「フェーズ4」「フェーズ5」段階で、自国民保護のための帰国勧告や水際作戦という国際的には異様な危機管理策・過剰反応をとった日本や中国が、ジュネーブのWHO総会では、イギリスに便乗して「フェーズ6」決定に反対し、経済活動や市民生活へのこれ以上の制約を拒否する側にまわりました。

新型インフルの疫学サンプルが増えて、季節インフルに似た弱毒性であることがわかってきたこと、EU諸国もアメリカ同様に大がかりな隔離政策はとらなかったこともありますが、現在アメリカと共に最も感染が広まっている日本が「メキシコ化」し、いざ関西での修学旅行中止など経済・市民生活への影響が深刻になると、帰国勧告も水際対策での外国人ホテル幽閉もなかったかの如くに規制緩和に向かう姿は、また異様です。すでに世界の感染者は45か国1万人以上、日本は世界で4番目の感染大国です。

同時に日本は、1―3月GDPマイナス15・2%の世界経済恐慌最前線の国、再入国制限と引き換えに帰国旅費まで出してやっかい払いしている外国人非正規労働者が、母国での感染の新たなキャリアにならなければいいですが。

## 自粛ムード、感染者差別、同調圧力の脅威

実はこの間、自分自身がメキシコからの緊急帰国組で、感染を広げる潜在的可能性があったために、この日記で書かないできた問題が、二つあります。

一つは端的に、感染者及び感染の疑いのある者、そしてその所属組織、特に関西の高等学校に対する、驚くべき差別発言、電話やネットでの「生徒名を公表しろ」「謝れ」「(経済的損失を)賠償しろ」「バカヤロー」等の排斥の言説です。

メキシコでは、感染ピーク時であっても、入国したメキシコ人を強制隔離した中国政府に対して「人権侵害・人種差別だ」とメキシコ政府自身が抗議する一幕がありましたが、日本では、そうした声がほとんど聞こえないのが、私には恐ろしい光景でした。渡航した外国での感染も、

日本での感染も、インフルエンザにかかった人は、同じ疾病被害者です。それが日本では、あたかも犯罪者であるがごとく報じられ、行動の一つひとつが全国に公表され、隔離から日常生活に戻るのが妨害され、模擬国連に生徒を派遣した学校の先生が「地域に迷惑をかけた」と謝らなければならない情景。恐ろしい国です。

おそらくすべては、初期の「ガバナンスの失敗」です。メキシコからの感染防止のための大げさな水際作戦・機内検疫・隔離停留の初動対策で、外国帰り（特にメキシコ帰り！）が「バイ菌」扱いされたところから生まれた、排外ナショナリズム、村八分の雰囲気で、あの1989年昭和天皇死亡時に似た「右向け右」の日本的危機意識・自粛ムードであったでしょう。今では、この「水際作戦」も、国内外にインフル恐怖感を増幅させて、感染者を特別な眼で見る雰囲気を強め、科学的にはあまり意味のない、抜け道いっぱいの「対策」だったことが明らかになっていますが。日本における「パンデミックの政治」で考えるべきは、この「有事」における島国閉鎖意識の圧倒的広がりの意味です。

もう一つの問題は、メキシコで明るみに出た新型インフルの感染源をめぐる情報戦ですが、この件については、また書く機会があるでしょう。メキシコについて書き綴るうちに、いつのまにか、通算120万アクセスを超えました。リピーターの皆さん、ありがとうございます。

## ●2009年6月1日「過剰な出入国制限と過少な国内市中感染対策、マスクパニック」

ようやく日本でも、神戸・大阪での大がかりな新型インフルエンザ蔓延阻止作戦を経て、その修学旅行への影響、観光産業への打撃の大きさに驚き、季節インフルエンザと同じように、ウィルスといかに共存するかを真摯に取り組む段階に入ったようです。

5月28日の国会参院予算委員会では、厚生労働省職員で羽田空港の現役検疫官、木村盛世さんの勇気ある証言がありました。木村さんは、政府の当初対策が「厚労省の医系技官の中で、十分な議論や情報収集がされないまま検疫偏重に」なり、北米便を対象に一律に行った機内検疫による「水際対策」に偏りすぎて、「マスクをつけて検疫官が飛び回っている姿は国民にパフォーマンス的な共感を呼ぶ。そういうことに利用されたのではないかと疑っている」と述べました（読売新聞5月28日）。

木村さんご自身のブログ（http://www.kimuramoriyo.com/　リンク切れ）では、「新型インフルエンザの問題は、毎日世界中で報道されています。まさに感染症ワールドカップかWBCといってよいでしょう。その中で我が日本チームは、通常のインフルエンザ並みの新しいインフルエンザに振り回され、バイオテロ並みの装備をして臨んでいます。それだけで無く、カゼと同じような感染の仕方をするこの病気に対して『水際封じこめ』と『感染源追跡調査』などという意味のないことに労力を費やしています」とも発言しています。

模擬国連に出席し新型インフルエンザに感染した2人の高校生の所属する洗足学園には、1

00通を越える中傷・いやがらせのメールや電話があった異常な雰囲気も、ようやく報道されるようになりました。外信ではすでに、5月21日の「ニューヨーク・タイムズ」の記事「Spread of Swine Flu Puts Japan in Crisis Mode（豚インフルエンザで緊急事態に陥った日本）」は、水際作戦が失敗し、またたくまに関西に広がり、マスク売り切れのパニック状態になった日本を「衛生的強迫観念にとらわれた日本（hygiene-obsessed Japan）、「外国由来の病気にたいするパラノイア（偏執病）（paranoia of foreign diseases）」と皮肉っていました。

メキシコでは7月に中間選挙があります。日本でもいつ解散・総選挙になってもおかしくない状況ですから、純疫学的に見えるインフルエンザ流行の問題に政治が介入するのは、ある意味では避けられません。私がWHOにおける「フェーズ4／5」設定を踏まえて、なぜ「フェーズ6＝パンデミック」宣言が出ないのかを含め、「パンデミックの政治学」とよぶ所以です。

## 新型インフルエンザ発症源をめぐる国際情報戦

今年の「パンデミックの政治」の原点ともいうべき問題として、果たして最初の感染はどこからどのように始まったかという問題が残されています。最近日本の報道では「新型インフルエンザ」とよばれていますが、世界の報道では「Swine Flu＝豚インフル」という表現がなお支配的で、「A Flu」や「H1N1 Flu」なども使われています。

実は、この呼称そのものに、ある種の政治がつきまとっています。「豚インフル」を止めて「新型インフル」と呼ぼうと提唱したのはアメリカの農務長官で、日本のメディアは皆右へ倣えしました。こういう時には、まずアメリカの意図、なぜＣＤＣ＝疾病予防対策センターではなく農務省なのかを疑ってかかるのが、ジャーナリズムの常道です。この呼称変更の理由は、もともと豚を媒介に発したとしても、感染そのものはヒトからヒトへ直接うつる普通のインフルエンザになったから、強毒型の鳥インフルのように、鳥―ヒト感染はみられず、豚と接触したり豚肉からうつることはないから、と一般に説明されます。

でも、本当でしょうか。メキシコでは４月の急速な蔓延時から話題になっていた点で、私の「メキシコ便り」では、４月24日段階で、世界的には第一報が「アメリカのカリフォルニアとテキサスで豚インフルエンザと思われる症状が出て、メキシコでも数例出ている」というものだったこと、４月29日に、「（第１号患者についての）メキシコ側の説明の背後には、アメリカの資本と市場に頼らざるをえないメキシコ政府の苦渋がにじみ出ています」とも書いています。

今回日本に帰国して感心したのは、「きっこの日記」さんの４月29日号（http://www3.diary.ne.jp/logdisp.cgi?user=338790&log=200904　リンク切れ）。時差からすればまだアメリカが28日だった段階で、「豚インフル」から「新型インフル」への呼び方変更問題も、メキシコ・ベラクレス州のアメリカ豚肉加工最大手「スミスフィールド・フーズ社」の養豚場感染源問題も、正確にフォローしていました。

「今回の『豚インフルエンザ』は、メキシコで発生してメキシコで多くの人が亡くなってるけど、アメリカの企業の養豚場が発生源とされてるために、アメリカ政府のトム・ビルサック農務長官は、イチ早く『豚インフルエンザ』って名前を使わないようにとニポン政府へ指示したってことなのだ。そして、腰抜けの麻生内閣はと言えば、ご主人さまであるアメリカにシッポを振りつつ、自分たちが癒着してるニポンの大企業にもゴマを摺りつつ、何よりも最優先して『輸入豚肉の安全性』を連呼したってワケだ。」

このコメントは、当時の世界のウェブ上での様々な議論の中でも、的確なものの一つです。豚肉危険説・輸入禁止論は、その後エジプトでの宗教対立がからんだ豚全頭処分（まだ発症者が確認されていない段階で、国内で飼育されていた35万頭の全頭処分に着手。少数派のコプト教徒が反発した。朝日新聞5月11日）問題や、ヒト―ヒト感染の広がりで消えていきましたが。このベラクレス米系養豚場感染源説は、現在でもメキシコ保健省は必死で否定しています。在メキシコ日本大使館の公式情報ページは、メキシコ保健省の日々の発表内容を毎日報告している貴重なアーカイブですが、今日では「最も早い発症例は3月11日のメキシコ市の成人男性」とされています。ＮＡＦＴＡ（北米自由貿易協定）の影が見えます。

もっと過激な説は、実は4月24日頃から、世界中のウェブで各種展開されていました。一つは「豚インフル」なら、別に今回が初めてではないことです。Wikipedia 日本語版「豚インフルエンザ」にもあります。

「豚インフルエンザが人へ感染した最初の発見例は、1976年2月にニュージャージー州フォートディクスのアメリカ陸軍訓練基地（Fort Dix）で死亡した19歳の二等兵の検死によるものである。同基地内で発病が疑われたのは数人だったが、500人以上が感染していることが分かった。事態を重く見た保健衛生当局の勧告に従い、フォード大統領は同年10月に全国的な予防接種プログラムを開始した。予防接種の副作用で500人以上がギラン・バレー症候群を発症し30人以上が死亡したため12月16日にプログラムは中止されたが、それまでに約4000万人が予防接種を受けた。結局、この時の感染は基地内にとどまって外部での流行は無く死者は兵士1人だった」。

Wikipedia 英語版「Swine influenza（豚インフルエンザ）」には、もっと詳しく出ています。1918年のスペイン風邪の時に、豚の感染が確認されていました。1930年には、初めて豚インフルのウィルスが確認され、1976年の後も、1988年、1998年にもアメリカでは豚を介した感染がありました。とすると、メキシコ・ベラクレス州のアメリカ資本の養豚場には、どこからウィルスがきたかは簡単に推定できます。「メキシコ風邪」ではなく「アメリカ豚風邪」というべきなのです。

また、陰謀説ともいうべき風評も、早くから出ていました。日本では2ちゃんねる「豚インフルエンザ陰謀説」で、人為的ウィルス説やオバマ大統領メキシコ訪問バイオテロ説、タミフル製薬会社有効性証明人体実験説などが、5月1日から広がったようです。私はメキシコで、メキシコ人の友人から「米軍フォートデトリック生物兵器研究所でウイルス兵器標本が行方不明になり憲兵隊が捜査中」という生物兵器説があると、4月24日には聞いていました。

こうした陰謀説の科学的根拠は乏しいですが、4月1日エイプリル・フールのG20「対話なき金融バカの日」(日経ビジネス4月9日)の後の世界の嫌米世論から生まれた情報戦の一部だと考えると、やはりこのインフルエンザは、世界に9・11に匹敵するインパクトを持ったことになります。確かなことは、このインフルエンザの感染源も感染ルートも、したがって今後の毒性変異の可能性も、確かなワクチンも対処法も、不確かなままだということです。

日本では5月31日で10都府県19箇所378人まで広がりました。世界では、冬に入る南半球オーストラリア、チリで感染が急増しつつあり、いまや56か国1万5000人以上、まだまだWHOの「フェイズ6=パンデミック」宣言をめぐる政治は続き、この秋の第二波につながるでしょう。

忘れてはなりません。新型インフルエンザをめぐる「パンデミックの政治」は、昨2008年9月リーマン・ブラザーズ破綻以降顕在化した新自由主義の破綻、アメリカ=ドル中心グローバリゼーションの再編成、100年に一度のグローバル金融・経済恐慌のさなかで、人類の生存に関わるさまざまな側面の危機の一つとして現れたものです。米国オバマ大統領の核軍縮宣言と北朝鮮による新たな核実験・ミサイルの危機、中東やアフガニスタンの軍事的緊張も、この大枠のもとで展開されています。今日、明日にも、20世紀世界に君臨した自動車産業の老舗中の老舗、世界一の生産企業だったGMが破産し、事実上の国有化に入ります。

世界は、大変な勢いで動いています。その中で、経済的打撃の大きさはアメリカ以上で、世界でも群を抜いてマイナスが大きい日本が、景気・福祉・雇用のどの面でも出口は見えません。客観的には半世紀以上を見通した抜本的建て直しが必要な局面です。今年の世界の選挙は、どこでもこうした問題を抱えています。特に中国やインドの動向は、欧米での関心のまとで、今年2月のイスラエル総選挙、5月のインドの「成長と貧困」を一大争点にした総選挙結果には、世界の株式市場も国際政治の専門家も注目し、敏感に反応しました。6月12日投票のイラン大統領選挙も、そうした意味を持つでしょう。

7月には、「パンデミック政治」で一躍世界に注目され、アメリカ経済に直接影響を持つメキシコの中間選挙があります。日本の総選挙も、遅くても9月までにはあるでしょう。だが、そのこと自体、あまり知られていません。昨年から何度も、もうすぐもうすぐと言ってきたのですから。

悲しいことに、世界の眼は、自民党のばらまき補正予算の効果にも、民主党の唱える政権交代にも、懐疑的です。つまり秋以降の政権がどうなっても、日本経済にも政治外交にも大きな変化があるとは期待できず、せいぜいアメリカの国債とドルを支え、アメリカの東アジア政策次第でどんな駐米大使がきてもそれに追随するだろうと、織り込まれているのです。何よりも危機意識そのものが感じられません。危機脱出の構想がみえません。

残された数か月で、世界史のなかの日本を措定し直すような抜本的政策構想を争点にする政治が可能でしょうか、地球と人類の未来に関わる希望を日本から発信し振り向いてもらえるでしょうか、しばらくメキシコに生活と研究の場を置いて痛感したのは、絶望的なまでに閉塞する日本の惨状でした。

## 5　WHOのパンデミック宣言、日本の政権交代

### ●2009年6月15日「遅すぎたWHOパンデミック宣言、麻生内閣の有事実験」

6月11日、世界保健機関（WHO）は、ようやく新型インフルエンザ＝豚インフルの「フェーズ6＝パンデミック」を宣言しました。すでにこれまでの基準からいえば、日本で国内感染が始まった5月中旬にはパンデミックを宣言しておかしくない状況だったのですが、イギリス、日本、中国、それに最大の感染国となったアメリカなどの思惑で先送りにされてきたものです。

南半球のオーストラリア、チリなどでの広がりから、「国境閉鎖や国際的な人・モノの移動制限措置を取るべきでない」と注意書きし、患者隔離など「封じ込め策」より早期治療を軸とする感染拡大の「軽減策」をとることを条件に、世界経済危機下の疫病大流行の現状を認めたものです。

すでに感染者は、世界77か国3万人近く、その半数は「豚インフル」の母国アメリカですが、

ＧＭ倒産＝事実上の国有化まで追い込まれたアメリカ経済恐慌と世界貿易縮小への危惧が先行して、ＷＨＯには、有形無形のさまざまな圧力と陰の駆け引きで先延ばしされてきたのですが、ついに純医学的見地のみならず国際関係上でも、パンデミック＝世界的大流行を認めざるをえなくなった、というのが現実です。

このパンデミックは、秋の第二波ばかりでなく、数年はかかると見積もられています。グローバル経済恐慌からの世界の脱出口の模索と、「２００９インフル」と新たに命名された疫病パンデミックからの脱出は、並行して進められることになりました。

ところがこの日本では、５月の前半は、世界にも類を見ない、ものものしく大げさな「水際作戦」を展開し、それが結局失敗して、関西から国内感染が広がると、今度は感染者バッシング、マスク売り切れ、修学旅行中止の「有事」パニック状態に陥り、そして6月、国内感染そのものはその後も増え続け、いまや23都道府県６００人にまで広がったのに、世界的なパンデミック宣言に関しては、５月の狂騒が嘘のような静けさです。

これが、国内医療体制が確立し、国民の冷静な反応が定着したというのなら大歓迎ですが、どうも、そうとばかりはいえません。むしろ医師不足や緊急医療体制の不備、特に地方医療の深刻さが浮き彫りになったのに、医療政策の深刻な反省はありません。

インターネットばかりでなく、月刊誌などでも今回の「パンデミック政治＝新型インフルへのパラノイア的反応」への反省がようやく出てきましたが、どうもこの「ウィルス有事」への

「過剰反応」や「自粛」の有り様が、あの2005年総選挙における小泉純一郎の「郵政民営化」さわぎと、その後の安倍・福田・麻生政権を経た世界恐慌突入後の「過去への無関心」と、どこか似ているように感じられます。

丸山眞男風にいえば「つぎつぎとなりゆくいきほひ」（「歴史意識の古層」）となりますが、熱しやすくさめやすい閉鎖的ナショナリズムが、政府のパフォーマンスとマスコミによる過剰報道・世論誘導で、問題をつきつめて、教訓を反芻する以前に、新たな状況に流され、次のトピックに乗り換え、新たな「有事」型対応へと移りかねない浮遊型政治です。

民主党の「顔」が小沢一郎から鳩山由紀夫に変わっても、企業献金の政治資金問題の重要性が失われたわけではありません。麻生政権下で総務大臣と日本郵政社長が対立し、大臣が更迭されても、郵政民営化の是非という原点に立ち返る議論は出てきません。「消された年金」の規模と行方があいまいなままで、経済見通しが狂ったもとでの年金法改正案が、近日中に国会通過の「いきほい」です。すべて政局と総選挙対策の言説の中で、積み残された原理的問題が曖昧に処理され、争点が移ろいます。情報戦が、2大政党間の「政権交代」に収斂し、90年代「政治改革」の検証もなされないまま、議員定数削減や世襲制限の行方に争点が矮小化されます。

いや最大の争点である経済危機対策でも、社会保障費抑制や非正規雇用の是非は置き去りにされたまま、前回総選挙の「小さな政府」は忘れられたかのように、大型補正予算と消費税引上げが、ワンセットで走りはじめています。そして、ソマリア内戦・無政府状態と「海賊」の意味は論じられないまま、自衛隊の海外活動はなしくずしに拡大されています。グローバル経済恐慌下の今こそ、この20年の政治と経済の総決算が必要とされ、「原点に帰る」ことが重要であるのに。

## ●2009年9月1日「ついに民主党へ政権交代、しかし世界の眼は醒めていた」

8月30日の日本の総選挙結果を、7月中間選挙で野党の制度的革命党（PRI）が圧勝したメキシコに再訪する途中の、米国ワシントンDCで知りました。予想通りの民主党の圧勝で308議席、比例区2議席は候補者が足りず自公に譲ったようですから、310議席分の得票です。自民党の119、公明党の21は文字どおりの完敗、当地の『ワシントン・ポスト』紙は「自民党への罰」と報じています。投票率が70％に達しなかったのは残念ですが、まずは日本でも、ようやくまともな政治へのチェンジが行われました。

以下は、AFP通信の求めに応じた私のコメント、しばらく日本を離れ、ネット情報頼りで作った暫定的なもので、どこまで報じられたかも定かでないですが。

＊　＊

民主党の地滑り的勝利だが、むしろ自民・公明の失点によるオウンゴールに近い。この4年間の首相の相次ぐ交代とリーダーシップの欠如、特に昨年来の麻生内閣の経済危機・生活危機に対する無策に国民が審判を下し、チェンジを求めた。小泉政権時代の新自由主義・市場原理主義は否定されたといっていいだろう。

長い自民党支配の終焉という意味では、一過性ではなく構造的である。世界のほとんどの国では政権交代が当たり前で、東西冷戦時代に一党支配の続いたイタリア、インド、メキシコなどでも冷戦崩壊後は旧来の支配政党が選挙で敗れ、政権交代が起こっていた。この意味では日本もようやく20年遅れで、ポスト冷戦政治の時代に入った。

ただし民主党の大勝は小選挙区制のおかげであり、マニフェストの個々の政策が支持されたかどうか、自民党に代わるどのような理念が支持されたかは定かでない。鳩山代表、小沢代行、岡田幹事長ら民主党幹部は田中角栄の影響下で活動を始めた政治家で、角栄の娘の田中真紀子元外相も今回選挙の直前に民主党に入った。この意味では自民党の中の旧田中派の流れが政権を奪取したと見ることも可能で、アメリカの共和党対民主党、イギリスの保守党対労働党、ヨーロッパの保守派・自由主義派・社会民主主義派など政治理念にもとづく政権交代とは異なる。二大政党制として定着するかどうかは、今後の民主党政権の動向と共に、大敗した自民党がどういう総括をするかにかかっている。

内政でのチェンジへの国民の期待が大きいだけに、経済危機で財政的余裕のないなかで、個々の政策の優先順位をどのようにするかが問題になるだろう。また外交・安全保障の問題では民主党内にも様々なグループがあり、大きな変化は難しいだろう。深刻な経済危機、世界の多極化と隣国中国の台頭のもとで、日本の国家戦略をどのように作っていくかの国民的議論が必要になる。

核廃絶や環境政策で日本から世界に発信する姿勢を示せるかどうか、注目している。まずはインフルエンザ対策で自民党政権との違いを示せるかどうか、組閣のテンポとメンバーが注目される。民主党勝利の立て役者は田中角栄チルドレンの小沢一郎だったが、小沢氏を入閣させるか、党運営の柱にするのか、その処遇の仕方で、かつて田中角栄についていわれた「闇将軍」のような印象を与えるのはよくない。

＊　＊

日本では海外での反響も報道されているようですが、米国の首都ワシントンDCから見る限り、率直に言って、注目度が高いとはいえません。アメリカではエドワード・ケネディ上院議員の死去・葬儀と重なり、新聞では一面にはなく、普通の外信欄。テレビはCNNをつけっぱなしにしていましたが、日本の選挙報道は、大勢が判明した日本時間日曜深夜の短い事実報道のみ、あとは「ケネディ王朝を偲ぶ」報道一色でした。

ウェブの新聞電子版等ではコメントも出ていますが、総じて織り込み済みの結果で、東アジアの国の通常の政権交代扱い。民主党の勝利よりも自民党失政の結果という分析、鳩山由紀夫新首相よりも勝利を演出した小沢一郎への注目、小沢の主著『日本改造計画』（講談社199

3年）が読み返され、対米関係では警戒しつつも大きな変化はないだろうという論調が見られます。

私の上記コメントも、それを意識したもの。「日本政治のお手並み拝見」という醒《さ》めたまなざしです。とはいえ、日本国民にとっては、ようやく訪れたCHANGEの機会。有効に活用したいものです。まずは国内の福祉・年金ニューディールが先決ですが、核廃絶や地球環境の問題で、新しい日本政府ならではのメッセージを発したいところ。

鳩山由紀夫新首相の英文「日本の新しい道」が8月26日の「ヘラルド・トリビューン」、「ニューヨーク・タイムズ」に発表されています。「市場原理主義の失敗」の批判はその通りですが、対置する理念が「友愛」では、いまひとつインパクトに欠けます。

21世紀の日本の骨格づくりは、これからです。

# あとがき

2020年の年頭に中国・武漢市から東アジアに広がった新型コロナウィルスは、またたくまに地球全体を覆う「恐怖と不安」の波となった。3月にはWHO（世界保健機関）が世界的大流行＝パンデミックを宣言し、欧米に多くの感染認定者・死亡者がでて、中南米、南アジア、中東、アフリカへと蔓延していった。

この人類史的・世界史的疫病は、現在進行形である。その意味では「パンデミックの政治」は未完のテーマである。ただし日本では、緊急事態宣言が全国に出された4月から、その解除で「経済社会活動との両立」にシフトした5月下旬を境に、もっぱら欧米大国に比して感染認定者も死者数も少なかったことを根拠に、第一波はうまく抑え込んだという政府や一部の「専門家」の言説が現れた。実際には7—8月にもっと大きな市中感染が広がったが、安倍首相が「日本モデル」と誇ったPCR検査を抑え重症者・高齢者に絞った救命と治療の体制が、その後も続いている。経済社会活動は「補償なき自粛・休業要請」で、もっぱら「自助」「自己責任」の名目で再開され、そのため死者は100万人、感染認定者は3000万人になろうとしている世界の「パンデミック」の実像は、後景に退いた。

本書は、「恐怖と不安」から始まった日本のコロナ禍で自粛・自宅蟄居を余儀なくされ、大学も図書館も利用できない「非日常」の環境のもとで、ウェブ上の個人ホームページ「加藤哲郎のネチズンカレッジ」に月2回更新で発信してきた観察記録をもとに、改めてまとまったデータを集め、テーマ別に再整理して、「日本の新型コロナウィルス第一波の政治」を一書にしたものである。そのためウェブ上の原型とは構成も順序も異なるが、敢えて論文調に直さず、「ですます」調での平易な叙述にすることにした。

そのさい、すでにいくつも現れ、これからも出るであろう類書と差異化するために、私自身の二つの経験を、活かすように努めた。一つは、2009年のメキシコ及び日本で体験した、新型インフルエンザ出現による「日常―非日常―再日常」の社会変化と、感染症対策の及ぼす格差・差別の問題である。いまひとつは、ここ数年2冊の著書を含め解明を進めている、戦時日本軍の731部隊（関東軍防疫給水部）と100部隊（軍馬防疫廠）の研究、防疫＝感染症対策を名目にした中国人・ロシア人等「マルタ」に対する人体実験・細菌戦の問題と、敗戦・占領期に米軍へのデータ提供と引き換えに戦争犯罪とされることなく戦後に生き残った医師・医学者・獣医学者たちの伝統が、今日の防疫＝感染症対策にまで引き継がれているのではないかという疑問である。そのため、第一部に「731部隊の亡霊」を扱う章を設け、第二部には2009年メキシコでの「日常」から「非日常」への変化、それが再び「日常」に戻るまでの体験記を入れてある。

本書の校正段階で、安倍晋三首相が病気を理由にした退陣を突如表明し、歴代最長7年8か月に渡る安倍内閣が終わることになった。だが、後継は菅義偉前官房長官に決まったので、感染症対策も、安倍内閣「健康・医療戦略」も、首相官邸主導の政治も、丸ごと受け継がれることになった。「安倍晋三なきアベ政治」の継続である。

末筆ながら、ウェブサイトでの時局発言と第二部「2009年メキシコ便り」にいち早く注目し、本書の執筆を促してくれた、花伝社平田勝社長と編集を担当した山口侑紀さんに謝意を表する。

東京国分寺にて　著者

2020年9月

**加藤哲郎**（かとう・てつろう）
一橋大学名誉教授。1947年岩手県盛岡市生まれ。東京大学法学部卒業。博士（法学）。英国エセックス大学、米国スタンフォード大学、ハーバード大学、ドイツ・ベルリン・フンボルト大学客員研究員、インド・デリー大学、メキシコ大学院大学、早稲田大学大学院政治学研究科客員教授、などを歴任。専門は政治学・現代史。インターネット上で「ネチズン・カレッジ」主宰。著書に『20世紀を超えて』『情報戦の時代』『情報戦と現代史』『「飽食した悪魔」の戦後』『731部隊と戦後日本』（花伝社）、『ワイマール期ベルリンの日本人』『日本の社会主義』（岩波書店）、『国境を超えるユートピア』『象徴天皇制の起源』『ゾルゲ事件』（平凡社）、など多数。

**パンデミックの政治学――「日本モデル」の失敗**

2020年10月30日　初版第1刷発行

著者 ――加藤哲郎
発行者 ――平田　勝
発行 ――花伝社
発売 ――共栄書房
〒101-0065　東京都千代田区西神田2-5-11出版輸送ビル2F
電話　03-3263-3813
FAX　03-3239-8272
E-mail　info@kadensha.net
URL　http://www.kadensha.net
振替 ――00140-6-59661
装幀 ――水橋真奈美（ヒロ工房）
印刷・製本――中央精版印刷株式会社



ISBN978-4-7634-0943-0　C0031

# 「飽食した悪魔」の戦後

## 731 部隊と二木秀雄『政界ジープ』

加藤 哲郎　定価（本体3500円＋税）

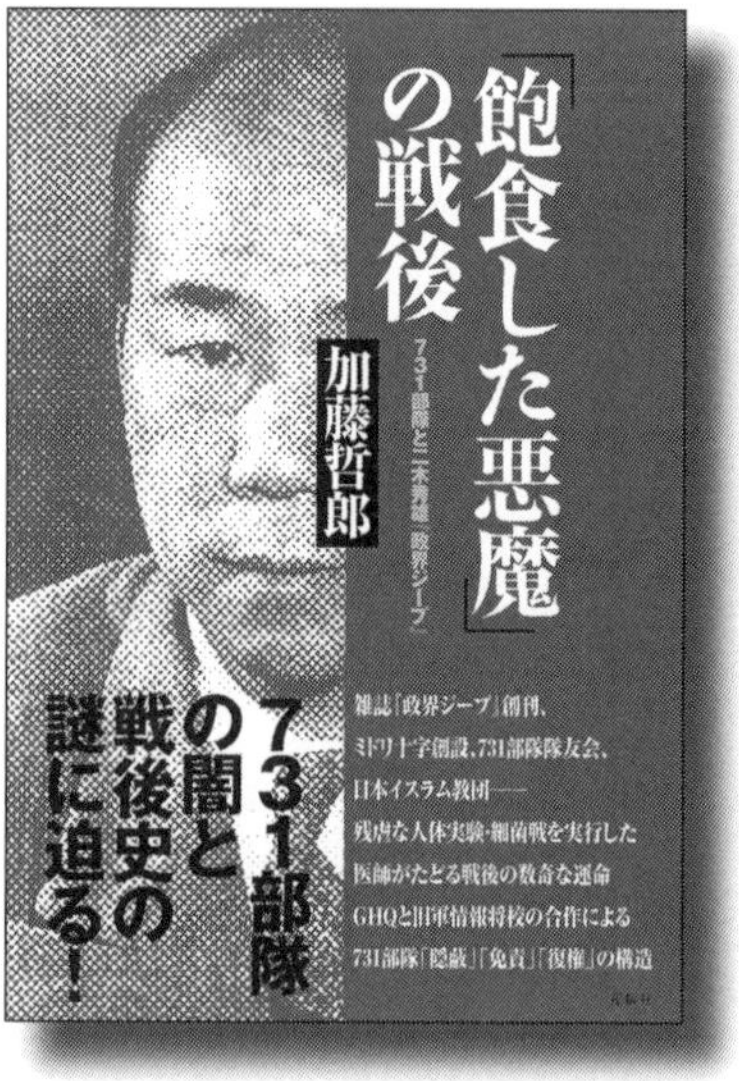


**● 731 部隊の闇と戦後史の謎に迫る！**

雑誌『政界ジープ』創刊、ミドリ十字創設、731 部隊隊友会、日本イスラム教団――。残虐な人体実験・細菌戦を実行した医師がたどる戦後の数奇な運命。GHQ と旧軍情報将校の合作による 731 部隊「隠蔽」「免責」「復権」の構造。

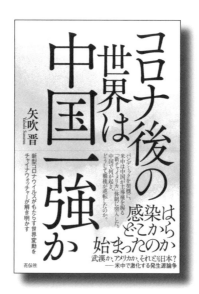